Müller

Folsäure

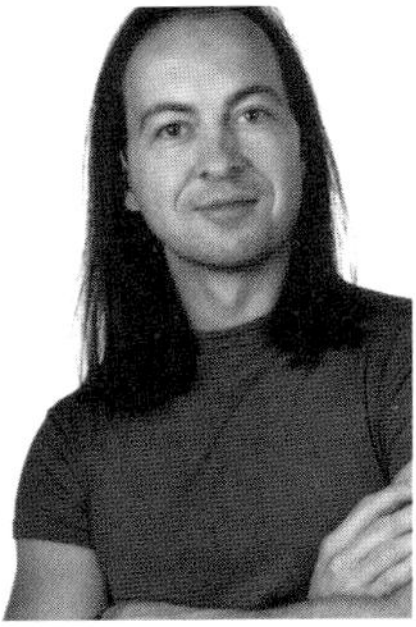

Emmo Müller M. A. hat an der Universität Heidelberg sein Studium der Erziehungswissenschaft und Psychologie abgeschlossen. Seitdem ist er Dozent in der Erwachsenenbildung und als selbstständiger IT-Berater tätig. Sein erklärtes Ziel ist es, sich für die gesundheitliche Aufklärung, insbesondere für eine verbesserte Gesundheitsprophylaxe der Allgemeinheit einzusetzen.

Emmo Müller M. A.

Folsäure

Wie das B-Vitamin Herz-Kreislauf-Erkrankungen und Krebs verhindert

TRIAS

Bibliografische Information der Deutschen Bibliothek
Die Deutsche Bibliothek verzeichnet diese Publikation in der Deutschen Nationalbibliografie; detaillierte bibliografische Daten sind im Internet über http://dnb.ddb.de abrufbar

Anschrift des Autors:
Emmo Müller M. A.
Hauptstraße 95
69469 Weinheim

Programmplanung: Dr. Dierk Suhr

Redaktion: Sabine Seifert/
Satz · Grafik · Lektorat

Umschlaggestaltung:
Cyclus · D + P Loenicker, Stuttgart

Umschlagfotos: Mauritius

Gedruckt auf chlorfrei gebleichtem Papier

Printed in Germany
Satz: Sabine Seifert
Druck: Druckhaus Beltz, Hemsbach

ISBN 3-8304-3142-2 1 2 3 4 5 6

Wichtiger Hinweis:

Wie jede Wissenschaft ist die Medizin ständigen Entwicklungen unterworfen. Forschung und klinische Erfahrung erweitern unsere Erkenntnisse, insbesondere was Behandlung und medikamentöse Therapie anbelangt. Soweit in diesem Werk eine Dosierung oder eine Applikation erwähnt wird, darf der Leser zwar darauf vertrauen, dass Autoren, Herausgeber und Verlag große Sorgfalt darauf verwandt haben, dass diese Angabe **dem Wissensstand bei Fertigstellung des Werkes** entspricht.

Für Angaben über Dosierungsanweisungen und Applikationsformen kann vom Verlag jedoch keine Gewähr übernommen werden. **Jeder Benutzer ist angehalten,** durch sorgfältige Prüfung der Beipackzettel der verwendeten Präparate und gegebenenfalls nach Konsultation eines Spezialisten festzustellen, ob die dort gegebene Empfehlung für Dosierungen oder die Beachtung von Kontraindikationen gegenüber der Angabe in diesem Buch abweicht. Eine solche Prüfung ist besonders wichtig bei selten verwendeten Präparaten oder solchen, die neu auf den Markt gebracht worden sind. **Jede Dosierung oder Applikation erfolgt auf eigene Gefahr des Benutzers.** Autoren und Verlag appellieren an jeden Benutzer, ihm etwa auffallende Ungenauigkeiten dem Verlag mitzuteilen.

Vorwort

In der Vitaminlehre hat ein Umdenken stattgefunden. Früher wurde die Wirkung eines Vitamins auf Grund jener Symptome beschrieben, die bei einer klaren Minderversorgung beim sonst gesunden Menschen auftreten. Auch der tägliche Bedarf wurde auf Grund dieser Mangelverhütung definiert. In den letzten Jahrzehnten hat sich nun aber die Erkenntnis durchgesetzt, dass einige Vitamine in einer höheren Dosierung einen zusätzlichen Gewinn für die Gesundheit erbringen und somit ein bedeutendes präventives Potential in sich tragen. Dies gilt vor allem auch für die Folsäure, einem B-Vitamin, das früher neben ihren großen Vitaminschwestern ein Aschenputteldasein fristete und selbst von „gebildeten Laien“ kaum dem Namen nach gekannt wurde, das aber dank der Forschungsergebnisse der letzten Jahre ins Rampenlicht der Präventivmedizin geriet und sich als „modernes Wundermittel“ entpuppte. Völlig zu Recht, wie der Autor dieses Buches auf Grund seiner umfangreichen Recherchen in der wissenschaftlichen Literatur ausführlich darlegt.

Dass mit einer höheren Folsäurezufuhr bei den werdenden Müttern schwere Fehlbildungen beim Kind verhütet werden können, dass aber auch die ganze Bevölkerung wegen der folsäurebedingten Reduktion von Herz- und Gefäßerkrankungen, von Krebskrankheiten, eventuell auch psychischen Alterskrankheiten davon profitieren könnte, bezweifelt heute kein wissenschaftlich orientierter Fachmann mehr.

Wenn es dem Autor mit diesem Buch gelingt, die allgemeine Versorgung unserer Gesellschaft mit dem lebenswichtigen Vitamin Folsäure zu verbessern, dann hat er einen wichtigen Beitrag zur Volksgesundheit geleistet.

Prof. Dr. Otmar Tönz
Emeritierter Leiter des Kinderspitals in Luzern, Schweiz

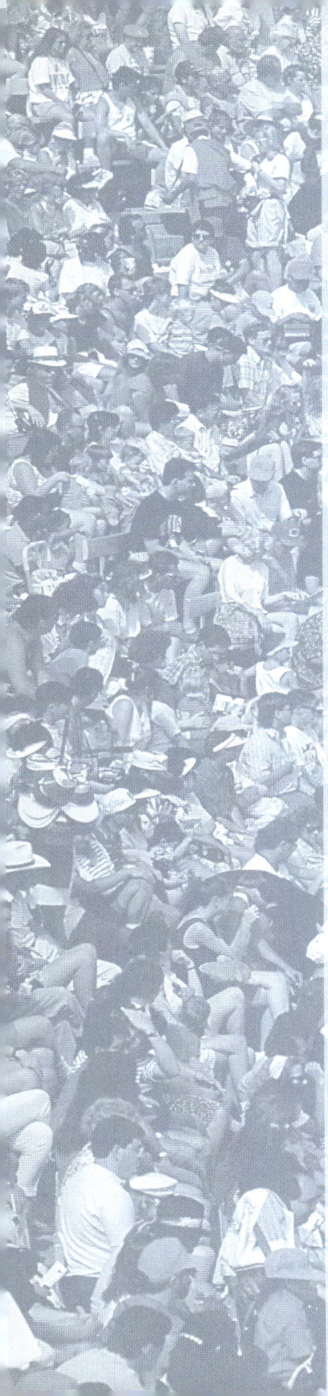

Eine einfache Substanz mit beispielloser Wirkung

Folsäure könnte einen Beitrag zur Gesundheit der Allgemeinheit liefern, der als historisch bezeichnet werden kann. Die wertvollen Informationen, die uns heute vorliegen, werden jedoch so gut wie nicht genutzt. Ähnlich wie vor etwa 250 Jahren im Zusammenhang mit der Krankheit Skorbut und ihrer Behandlung durch Vitamin C werden auch heute sehr viele Menschen Opfer von Ignoranz und Desinteresse. Sie sterben, weil Informationen, die das verhindern könnten, in Aktenschränken und Schreibtischschubladen verschwinden.

Stellen Sie sich vor, es gäbe ein einfaches Mittel, mit dem Sie sich vor vielen zum Teil tödlichen Krankheiten schützen könnten. Bei diesem Mittel würde es sich nicht um ein Medikament, sondern um einen einfachen Bestandteil der Nahrung handeln. Nehmen wir an, dieser Stoff hätte außerdem keinerlei Nebenwirkungen und würde zudem in der Herstellung sehr billig sein. Würde sich das nicht interessant anhören?
Gehen wir noch einen Schritt weiter. Angenommen seit Jahrzehnten wären wissenschaftliche Untersuchungen durchgeführt worden, die eindeutige Beweise für die enorme Wirksamkeit dieser Substanz liefern. Gleichzeitig würden diese Studien klar belegen, dass eine Einnahme tatsächlich ungefährlich und völlig unschädlich ist. Wie sehe es dann aus?
Der Stoff, von dem ich spreche, ist das Vitamin Folsäure.

Info

Zu den Wirkungen von Folsäure gehört unter anderem

- der Schutz vor Herz-Kreislauf-Erkrankungen,
- vor verschiedenen Formen von Krebs und
- vor folgenschweren Geburtsfehlern.

Die positiven Eigenschaften von Folsäure sind in der Tat einzigartig und unglaublich vielfältig. Der Beitrag, den Folsäure für unsere Gesundheit leisten kann, ist nicht zu unterschätzen.

Wir leben in einem Folsäuremangel-Land

Trotz des Wohlstands in Deutschland leidet der überwiegende Teil der Bevölkerung an einer Unterversorgung mit Folsäure. Es ist kaum zu glauben, aber hunderte von Babys kommen mit schwerwiegenden Behinderungen auf die Welt, obwohl das verhindert werden könnte. Tausende von Menschen sehen sich mit der Diagnose Krebs konfrontiert, obwohl es möglich gewesen wäre, diese Krankheit rechtzeitig zu stoppen. Zehntausende Patienten, die unter Arterienverkalkung, Herzinfarkt und Schlaganfall leiden, hätten durch ein simples Vitamin davor bewahrt werden können.

Es klingt unglaublich, ja unmöglich: In unserem Land herrscht ein Vitaminmangel mit verheerenden Folgen und in der Öffentlichkeit ist darüber nichts bekannt. Unzählige wissenschaftliche Studien und Experimente haben das Wirkungsvermögen von Folsäure bewiesen. Gleichzeitig ist auch zweifelsfrei belegt, dass eine zu geringe Folsäurezufuhr zu gravierenden Gesundheitsschäden führen kann. Doch diese wissenschaftlichen Erkenntnisse werden nicht in praktisches Handeln umgesetzt: Die Bevölkerung weiß so gut wie nichts über die enorme Bedeutung von Folsäure. Selbst Ärzte und Apotheker sind nur mangelhaft über dieses Vitamin informiert und schenken dem Thema nur am Rande Beachtung.

Der größte Teil unserer Bevölkerung ist mit Folsäure unterversorgt. Es ist bewiesen, dass schwerste gesundheitliche Schädigungen die Folge davon sind.

Info

In unserer Wohlstandsgesellschaft mit ihrem Überangebot an Nahrungsmitteln herrscht ein allgemein verbreiteter Vitaminmangel mit zum Teil tödlichen Folgen.

Dieses Buch soll mithelfen, etwas gegen das Informationsdefizit im Zusammenhang mit Folsäure zu tun. Die wesentlichen Fakten über Folsäure und Folsäuremangel, die heute als Ergebnis wissenschaftlicher Forschungen zur Verfügung stehen, sind auf den folgenden Seiten zusammengefasst. Dabei wird eine Sprache verwendet, die auch für medizinische Laien verständlich ist. Werden Fachbegriffe verwendet, so nur in Verbindung mit einer entsprechenden Erklärung. Ziel ist, dem Leser einen Überblick über das Thema zu verschaffen, um ihm die Möglichkeit zu geben, sich selbst ein Bild zu machen. Seien Sie kritisch und skeptisch sowohl gegenüber dem, was Sie in diesem Buch lesen, als auch gegenüber Informationen, die Sie von anderer Seite erhalten. Ich bin mir sicher: Letztendlich werden Sie zu dem Ergebnis kommen, dass Folsäure auf unvergleichliche Weise zu unserer Gesundheit beitragen kann.

Skorbut – mit Vitamin C heilbar

Im 18. Jahrhundert wurde eine der bahnbrechendsten Entdeckungen der Medizingeschichte gemacht und gleichzeitig in katastrophaler Weise eine der größten Chancen vertan.
Über Jahrhunderte wütete die Krankheit Skorbut unter Seeleuten und forderte unzählige Opfer. Skorbut, von lateinisch scorbutus, was so viel wie Mundfäule bedeutet, galt lange als unheilbare, ansteckende Krankheit. Die ersten Symptome waren starke Müdigkeit, Zahnausfall und Wunden, die nicht verheilen wollten. Dazu kam eine gesteigerte Anfälligkeit gegenüber Infektionskrankheiten, Gelenkentzündungen und Muskelschwund. Die Krankheit schädigte schließlich in vielen Fällen den Herzmuskel so stark, dass die Patienten starben. Es war notwendig, Schiffe mit dem Mehrfachen der eigentlich notwendigen Besatzung auszustatten, denn schließlich musste einkalkuliert werden, dass ein großer Teil der Mannschaft während der langen Reise an Skorbut starb.
Es war der schottische Schiffsarzt James Lind, der hinter das Geheimnis dieser Krankheit kam. Er selbst hatte in der Marine gedient und wusste, dass die Ernährung an Bord extrem einseitig war. Zum großen Teil beschränkte sie sich auf Schiffszwieback und Pökelfleisch. Beides hatte den Vorteil, dass man es über lange Zeiträume aufbewahren konnte, ohne dass es verdarb. In belagerten Städten und Gefängnissen trat Skorbut ebenfalls auf. Auch hier standen Nahrungsmittel nur stark eingeschränkt zur Verfügung. Aus diesen Informationen zog Lind den Schluss, dass die Krankheit etwas mit der Ernährung zu tun haben müsse.

In einem der ersten kontrollierten Experimente der Medizingeschichte startete Lind eine Versuchsreihe mit 12 Skorbut-Patienten. Er untersuchte dabei, wie sich die Verabreichung verschiedener Nahrungsmittel auf den Zustand der Patienten auswirken würde. Die Testpersonen wurden in Gruppen eingeteilt und mit unterschiedlichen Substanzen (Orangen und Zitronen, Essig, Apfelwein, Meerwasser oder verdünnter Schwefelsäure) versorgt. Bei den Personen, die Zitrusfrüchte zu sich genommen hatten, trat rasch ein drastischer Rückgang der Krankheitssymptome auf. Die Ursache für diese Wirkung war zu diesem Zeitpunkt unbekannt. Entscheidend aber war: Lind hatte ein Mittel gegen die vermeintlich unheilbare Krankheit gefunden – und noch dazu ein extrem einfaches Mittel.

In der Folgezeit erwiesen sich auch frische Kartoffeln und Sauerkraut sowie verschiedene Kräuter als wirksam gegen Skorbut.

Info

Heute weiß man, dass der für die Heilung der Krankheit entscheidende Bestandteil in den Zitrusfrüchten das Vitamin C ist, das heute auch unter dem Begriff Ascorbinsäure bekannt ist.

Eine sensationelle Entdeckung! Und das Ergebnis für die Betroffenen? Im Jahr 1753 veröffentlichte Lind die Ergebnisse seiner Studien. Er empfahl der Admiralität der britischen Flotte, den Schiffsbesatzungen auf hoher See Orangen- oder Zitronensaft zu verabreichen. Allerdings blieben seine Vorschläge unberücksichtigt. Erst Jahrzehnte später, im Jahr 1795, wurde die Verpflegung auf den britischen Schiffen um den Saft von Zitrusfrüchten ergänzt. In Folge dieser Maßnahme wurde die tödliche Krankheit Skorbut augenblicklich ausgerottet.

Wie viele Opfer diese Ignoranz gefordert hat, kann man nicht genau sagen. Ohne Frage waren es viele tausend Menschen, die sterben mussten, weil Linds Ergebnisse zunächst nicht zur Kenntnis oder nicht ernst genommen wurden.

Viele Krankheiten wären durch Folsäure vermeidbar

Das Skorbut-Problem hätte schon Jahrzehnte früher gelöst werden können, jedoch wurden erst viel zu spät die notwendigen Schritte eingeleitet. Es sieht so aus, dass wir uns heute in einer ähnlichen Lage befinden. Die Situation in Bezug auf Folsäure ist heute, zu Beginn des 21. Jahrhunderts, ähnlich wie die Lage im Zusammenhang mit Vitamin C damals. Etliche Untersuchungen zeigen, dass der Mangel an Folsäure zu schwerwiegenden gesundheitlichen Schäden führt. Es ist außerdem erkennbar, dass eine ausreichende Versorgung mit Folsäure verschiedene Krankheitsrisiken deutlich vermindert.

Die gesundheitlichen Schäden, die heute durch Folsäuremangel verursacht werden, stehen den Folgen der Mangelkrankheit Skorbut im 18. Jahrhundert in nichts nach. Im Gegenteil: Die Zahl der Betroffenen ist heute wahrscheinlich um ein Vielfaches höher als damals – die Zahl der Todesopfer ebenfalls. Die weiteren Kapitel dieses Buches werden Sie davon überzeugen, dass Folsäure tatsächlich so eine gewaltige Rolle für unsere Gesundheit spielt.

Info

Die heute zur Verfügung stehenden Erkenntnisse über den Gesundheitsfaktor Folsäure werden ignoriert – mit fatalen Folgen.

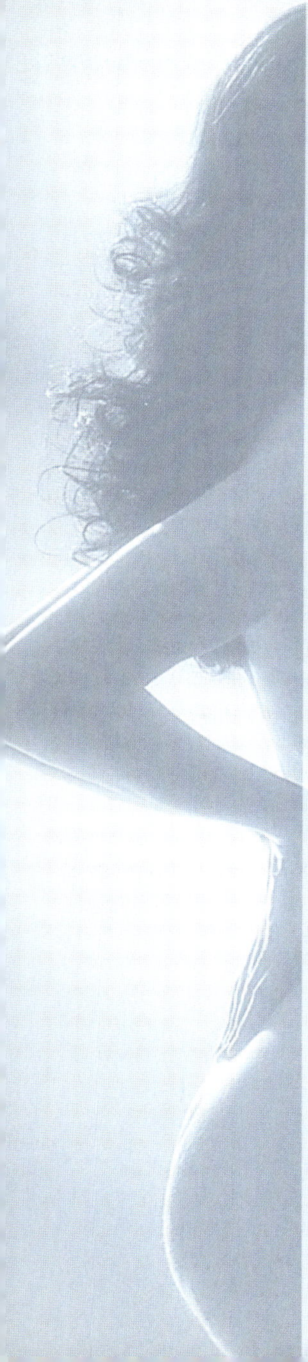

Folsäuremangel – eine Katastrophe für Ihr Baby

Insbesondere während der Schwangerschaft ist eine ausreichende Versorgung mit Folsäure von größter Bedeutung. Darum geht es in diesem Kapitel. Sie werden Beweise dafür erhalten, dass Folsäure für die Gesundheit des ungeborenen Kindes unersetzlich ist.

Eine Ernährung, bei der es an Folsäure mangelt, kann tödliche Folgen haben. Es ist eine Tatsache, dass allein in Deutschland hunderte Kinder jedes Jahr sterben, weil ihre Mütter während der Schwangerschaft nicht ausreichend mit diesem Vitamin versorgt sind. Eine noch größere Zahl an Kindern leidet unter schwersten Behinderungen als Ergebnis einer Unterversorgung der Mutter mit Folsäure.

Neuralrohrdefekt

Ein krasses Beispiel dafür, welchen Unterschied eine ausreichende oder eine mangelhafte Zufuhr von Folsäure macht, ist das Phänomen des Neuralrohrdefekts.
Der Begriff Neuralrohrdefekt bezeichnet eine gravierende Fehlbildung des Zentralnervensystems beim ungeborenen Kind. Das Neuralrohr ist die beginnende röhrenförmige Anlage des Nervensystems beim Embryo. Später entwickeln sich hieraus Gehirn und Rückenmark. Gegen Ende des ersten Schwangerschaftsmonats schließt sich im Normalfall das Neuralrohr. Wenn dieser Vorgang nicht vollständig ablaufen kann, bleiben beim Ungeborenen Teile des Nervensystems unvollständig. Es kommt zu schwerwiegenden Störungen in der Entwicklung der Wirbelsäule, des Rückenmarks und des Gehirns.
Statistisch gesehen tritt ein Neuralrohrdefekt in Deutschland und in Mitteleuropa bei 1–2 von 1 000 Schwangerschaften auf. In anderen geographischen Regionen kommen Neuralrohrdefekte sogar noch häufiger vor, beispielsweise ist in Irland fast jede hundertste Schwangerschaft davon betroffen.
Es gibt zwei Ausprägungen dieser Störung:

- Bei einer Anenzephalie können sich Schädel und Gehirn nur unvollständig ausbilden. Von Anenzephalie betroffene Babys sind meist nicht überlebensfähig oder haben schwerste körperliche und geistige Behinderungen.

- Bei der anderen Variante des Neuralrohrdefekts spricht man von Spina bifida bzw. von „offenem Rücken“. Spina bifida heißt wörtlich übersetzt „gespaltenes Rückgrat“. Bei dieser Form des Neuralrohrdefekts liegt ein Teil der Wirbelsäule offen. Durch eine frühzeitige Operation kann hier je nach Lage und Umfang der Öffnung eine spätere Behinderung des Kindes verringert werden. Das Ausmaß der Schädigungen bei Kindern, die von Spina bifida betroffen sind, hängt vom Grad der Verletzung des Rückenmarks ab. Sie reichen von leichten Störungen der Gehfähigkeit bis hin zur Querschnittslähmung. Meist tritt im Zusammenhang mit einem Neuralrohrdefekt ein Wasserkopf auf, ein Aufstau von Hirnwasser in bestimmten Gehirnregionen.

Info

Durch eine Ultraschalluntersuchung kann ein Neuralrohrdefekt häufig schon während der Schwangerschaft festgestellt werden.

Eine weitere Möglichkeit zur Diagnose ist eine Blutuntersuchung (Triple-Test), die in der 16. Schwangerschaftswoche durchgeführt werden kann. Durch diese Untersuchung kann ein großer Teil der Spaltbildungen der Wirbelsäule erkannt werden.

Weltweit wird die Zahl von Schwangerschaften, die jedes Jahr von einem Neuralrohrdefekt betroffen sind, auf erschreckende 300 000 geschätzt. In Deutschland sind es pro Jahr etwa 800 Schwangerschaften, bei denen ein Neuralrohrdefekt auftritt. In etwa 500 Fällen entscheiden sich die Eltern für einen Schwangerschaftsabbruch. Jeder einzelne dieser Fälle ist eine Katastrophe – für die Eltern und für die betroffenen Kinder. Katastrophal ist aber auch folgende Tatsache: Mindestens die Hälfte dieser Fälle hätte leicht verhindert werden können, wenn die werdende Mutter ausreichend mit Folsäure versorgt worden wäre.

Studien zur Wirkung von Folsäure während der Schwangerschaft

Bereits 1976 wurde an der Universität von Leeds in England eine Studie mit 900 schwangeren Frauen durchgeführt[1]. Dabei wurde im Verlauf der Schwangerschaft regelmäßig die Konzentration verschiedener Vitamine im Blut der Mutter gemessen. Dazu gehörten die Vitamine A, C, Riboflavin und Folsäure. Von den 900 beobachteten Schwangerschaften trat bei 6 Kindern ein Neuralrohrdefekt auf. In jedem dieser 6 Fälle konnte beobachtet werden, dass das Blut der Mutter im Vergleich zu den übrigen Fällen eine auffällig geringe Konzentration an Folsäure aufwies. Ein erster ernst zu nehmender Hinweis auf den Zusammenhang zwischen Folsäuremangel und dem Auftreten von Neuralrohrdefekten war gefunden.
1984 wurde in Ungarn ein anderes Experiment gestartet, an dem eine große Zahl von Frauen mit Kinderwunsch teilnahm[2]. Die Frauen wurden nach dem Zufallsprinzip in zwei Gruppen eingeteilt. Die eine Gruppe erhielt täglich ein Multivitaminpräparat mit einem Anteil von 0,8 mg Folsäure und anderen Vitaminen sowie einigen Mineralien und Spurenelementen. Die andere Gruppe erhielt ein Placebo, also ein unwirksames Medikament. Als die Untersuchung 1991 abgeschlossen wurde, zeigte sich folgendes Bild: Ungefähr die gleiche Zahl an Frauen in beiden Gruppen war schwanger geworden, 2104 Frauen, die das Multivitaminpräparat erhalten hatten, und 2052 Frauen, denen das Placebo verabreicht worden war. Betrachtet man alle Arten von Geburtsfehlern, die vorgekommen waren, so gab es in der Multivitamin-Gruppe 28 Fälle mit Missbildungen, bei den Frauen, die das Placebo erhalten hatten, jedoch 47 Fälle. Die Schlussfolgerung daraus ist, dass Folsäure in Verbindung mit einem Multivitaminpräparat vor unterschiedlichen Geburtsfehlern schützen kann. Das Ergebnis der Studie in Bezug auf das Auftreten von Neuralrohrdefekten war we-

sentlich drastischer. Bei den Frauen, die keine Vitamine erhalten hatten, kam in 6 Fällen ein Neuralrohrdefekt vor. Auf der anderen Seite gab es keinen einzigen solchen Fall in der Gruppe, die mit dem Folsäure-Vitamin-Präparat versorgt worden war. Welches der eingenommenen Vitamine der ausschlaggebende Faktor für die hohe Schutzwirkung vor einem Neuralrohrdefekt war, geht aus dieser Studie nicht ohne weiteres hervor. Klar bewiesen ist jedoch, dass ein Multivitaminpräparat mit einem hohen Folsäureanteil einen wirksamen Schutz vor dieser Art von Missbildung bietet.

Das wahrscheinlich größte Experiment zum Thema Folsäure, dass je durchgeführt wurde und an dem fast 250 000 Frauen teilnahmen, fand von 1993 bis 1995 in China statt[3]. Im Rahmen eines Gesundheitsvorsorgeprogramms wurden Frauen, von denen angenommen wurde, dass sie in der nächsten Zeit schwanger werden könnten, gebeten, täglich eine Tablette mit 0,4 mg Folsäure zu sich zu nehmen. Die Einnahme begann ab dem Zeitpunkt einer in China üblichen vorehelichen Untersuchung und wurde bis zum Ende des ersten Drittels der Schwangerschaft fortgesetzt. In Südchina traten Neuralrohrdefekte zur damaligen Zeit relativ selten auf. Bei 100 000 Schwangerschaften waren dort durchschnittlich 100 Kinder von dieser Erkrankung betroffen. Durch die Einnahme von Folsäure durch die werdenden Mütter im Rahmen dieses Experiments konnte die Häufigkeit von Neuralrohrdefekten auf 60 Fälle pro 100 000 Schwangerschaften reduziert werden. In den nördlichen Regionen Chinas kamen Neuralrohrdefekte sehr häufig vor. Bei 100 000 Schwangerschaften gab es dort durchschnittlich 500 Fälle dieser Erkrankung. Durch die Versorgung der Frauen dieser Region mit Folsäure konnte diese Zahl auf 100 Fälle pro 100 000 Schwangerschaften gesenkt werden. Das bedeutet eine sensationelle Verminderung der Neuralrohrdefekte um 80%.

Durch eine ausreichende Versorgung der werdenden Mütter mit Folsäure könnte die Zahl der Neuralrohrdefekte dramatisch reduziert werden.

Die Liste mit Untersuchungen, die zweifelsfrei die schützende Wirkung von Folsäure für das ungeborene Kind belegen, könnte noch lange fortgesetzt werden. Experten schätzen, dass in Deutschland mindestens die Hälfte bis drei Viertel der Neuralrohrdefekte durch eine ausreichende Folsäurezufuhr vollständig verhindert werden könnten. Das bedeutet mit anderen Worten, dass jedes Jahr für 400 bis 600 Familien allein in Deutschland eine Tragödie ausbleibt und ein gesundes Kind geboren wird.

Abgesehen von der eindeutig bewiesenen Schutzwirkung im Hinblick auf Neuralrohrdefekte gibt es Anhaltspunkte dafür, dass eine ausreichende Folsäureversorgung während der Schwangerschaft auch vor verschiedenen anderen Krankheiten schützen kann. Wissenschaftliche Studien belegen klar, dass eine Unterversorgung der werdenden Mutter mit Folsäure das Risiko für das Auftreten von Lippen-/Kiefer-/Gaumenspalten erhöht – dazu mehr später in diesem Kapitel. Es sieht außerdem so aus, dass Herzfehler und Leukämie im Kindesalter häufiger Kinder betreffen, deren Mütter während der Schwangerschaft unter einem Folsäuredefizit gelitten haben. Erste Hinweise deuten darauf hin, dass bei der Entstehung von Trisomie 21 (auch bekannt unter den Bezeichnungen Down-Syndrom und Mongolismus) Folsäuremangel ebenfalls eine Rolle spielen könnte.

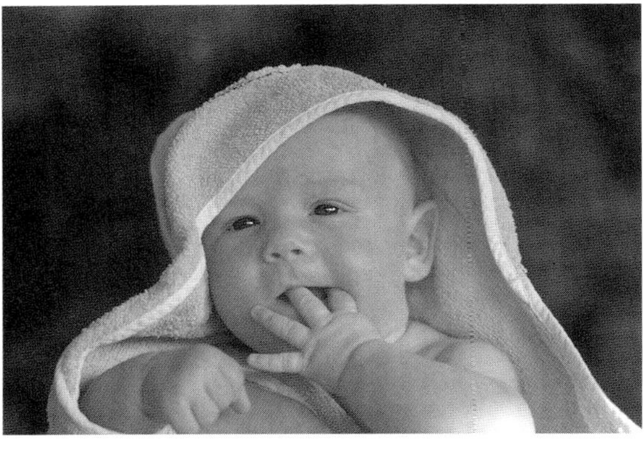

Ein gesundes Baby – der Wunsch jeder werdenden Mutter

Es wird immer deutlicher, wie unglaublich wichtig eine ausreichende Folsäureversorgung während der Schwangerschaft für das ungeborene Kind ist. Folsäure spielt dabei im Zusammenhang mit dem Schutz vor Erkrankungen verschiedenster Art eine entscheidende Rolle. Warum das so ist, darauf kann uns die Wissenschaft heute eine Antwort geben:

Info

Ist Folsäure im menschlichen Organismus nicht ausreichend vorhanden, dann führt das zu Schäden in der Erbinformation der Zellen. Solche Schäden können sich in Form von ganz unterschiedlichen Störungen und Krankheiten auswirken.

Die Mechanismen, die für das Entstehen solcher Schädigungen der Erbinformation verantwortlich sind, werden im folgenden Kapitel genauer beschrieben.
Die Einnahme von Folsäure kann vor einem Neuralrohrdefekt schützen. Soviel ist sicher. Ausschlaggebend für einen Erfolg dieser Maßnahme ist aber, dass mit der Einnahme rechtzeitig begonnen wird:

Info

Die ersten 30 Tage der Schwangerschaft sind die entscheidende Phase. Wenn in dieser Zeitspanne eine ausreichende Folsäurezufuhr sichergestellt wird, kann der Schutzeffekt des Vitamins wirksam werden. Es ist daher notwendig, mit der Einnahme der Folsäure bereits einige Wochen vor der Empfängnis zu beginnen und in den ersten Wochen der Schwangerschaft damit fortzufahren.

Das bedeutet, dass jede Frau, die vorhat, ein Kind zu bekommen, dafür sorgen sollte, dass sie ausreichend mit Folsäure versorgt ist. Die Voraussetzung dafür ist, dass sie überhaupt weiß, wie wichtig das Vitamin für sie und ihr Kind ist. Vielleicht wird ihr Frauenarzt ihr raten, Folsäure einzunehmen, nachdem er ihr die freudige Mitteilung gemacht hat, dass sie ein Baby erwartet. Zu diesem Zeitpunkt ist es aber schon zu spät dafür. Um es noch einmal zu betonen: Es ist von höchster Wichtigkeit, bereits *vor* Beginn der Schwangerschaft die Folsäurespeicher aufzufüllen. Das ist insbesondere dann problematisch, wenn eine Schwangerschaft ungeplant ist. Und dies ist in Deutschland in etwa einem Drittel bis zur Hälfte aller Schwangerschaften der Fall.

Lippen-/Kiefer-/Gaumenspalte

Bei Lippen-/Kiefer-/Gaumenspalten handelt es sich um Fehlbildungen, die dadurch entstehen, dass sich Teile des Gesichts während der embryonalen Entwicklung nur unvollständig schließen. Je nach Schweregrad und Ausprägung der Erkrankung spricht man von einer Lippenspalte, einer Lippen-Kieferspalte oder einer Lippen-Kiefer-Gaumenspalte. Umgangssprachlich sind Erkrankungen dieser Art bei einseitigem Auftreten als „Hasenscharte“ oder bei schwerem doppelseitigem Auftreten als „Wolfsrachen“ bekannt. Bleibt eine solche Fehlbildung unbehandelt, kommt es zu Problemen bei der Nahrungsaufnahme, der Atmung sowie beim Hören und beim Sprechen. Außerdem ist die psychische Belastung für den Betroffenen sehr groß. In Deutschland werden jedes Jahr ungefähr 1500 Kinder mit einer Lippen-/Kiefer-/Gaumenspalte geboren.

Mütter, die bereits ein Kind mit einer Lippen-/Kiefer-/Gaumenspalte geboren haben oder in deren engerem Verwandtenkreis ein solcher Fall vorgekommen ist, haben ein deutlich erhöhtes Risiko, erneut ein Kind mit dieser Störung zur Welt zu bringen.

In einem 1995 veröffentlichten Experiment[4] wurden solche Risiko-Mütter in zwei Gruppen eingeteilt. Die eine Gruppe wurde täglich mit einem Multivitaminpräparat und der relativ hohen Dosis von 10 mg Folsäure versorgt, die zweite Gruppe erhielt keine zusätzlichen Vitamine. Die Vitamineinnahme begann mindestens zwei Monate vor Beginn der Schwangerschaft und wurde während der ersten drei Schwangerschaftsmonate fortgesetzt. Das Ergebnis des Experiments war sehr deutlich: In der Gruppe, die mit Folsäure und Multivitaminen versorgt worden war, war der Anteil der Kinder, die mit einer Lippen-/Kiefer-/Gaumenspalte geboren wurden, um etwa zwei Drittel geringer als in der Gruppe, die keine Nahrungsergänzungspräparate erhalten hatte. Während der Schutzeffekt vor beidseitigen Lippen-/Kiefer-/Gaumenspalten durch die Folsäure eher gering war, konnten die Fälle einseitiger Lippen-/Kiefer-/Gaumenspalten um ungefähr 80% vermindert werden.
Die meisten Studien, die sich mit den Zusammenhängen zwischen Missbildungen während der Schwangerschaft und der Versorgung mit Folsäure beschäftigen, untersuchen die Auswirkungen von wesentlich geringeren Dosen an Folsäure. Möglicherweise könnten auch Neuralrohrdefekte und andere Erkrankungen noch wirkungsvoller bekämpft werden, wenn die werdende Mutter eine Menge des Vitamins in der Größenordnung von 10 mg täglich einnehmen würde.

Info

Es ist ohne jeden Zweifel wissenschaftlich bewiesen, dass Folsäuremangel ein entscheidender Faktor sowohl bei der Entstehung von Neuralrohrdefekten als auch von Lippen-/Kiefer-/Gaumenspalten ist.

Der bei weitem überwiegende Teil der Bevölkerung – sei es in Deutschland oder in anderen Ländern – weiß aber nichts über die große Bedeutung einer ausreichenden Folsäureversorgung während der Schwangerschaft. Nur eine Frau, die über die Folsäure-Problematik informiert ist, hat eine Chance, rechtzeitig mit der Folsäure-Einnahme zu beginnen und ihr Baby zu schützen. Von einer kleinen Dosis dieses Vitamins kann es abhängen, ob ein Kind gesund oder mit einer schweren Behinderung auf die Welt kommt.

Aufklärung ist hier im wahrsten Sinne des Wortes lebenswichtig.

Eine schlagkräftige Waffe gegen Krebs

Folsäure ist für zahlreiche Aspekte der menschlichen Gesundheit unentbehrlich. Eine der phantastischen Wirkungen dieses Vitamins ist, dass es wirksam die Entstehung von Krebs, der beispielsweise durch das Rauchen verursacht wird, verhindert. Das klingt unwahrscheinlich? In diesem Kapitel werden Sie Belege dafür finden, dass diese Behauptung den Tatsachen entspricht.

Wissenschaftliche Studien der letzten Jahre haben bewiesen, dass es eine Verbindung zwischen der Entstehung von verschiedenen Krebsformen und einer mangelhaften Versorgung mit Folsäure gibt. Insbesondere besteht heute kein Zweifel mehr daran, dass eine ausreichende Zufuhr dieses Vitamins extrem viele Fälle von Darmkrebs verhindern würde. Der menschliche Organismus ist auf Folsäure angewiesen, um sich vor Krebs zu schützen. Um diesen Zusammenhang zu erklären, soll im folgenden kurz beschrieben werden, wie es zur Entstehung von Krebs kommt.

Wie Krebs entsteht

Info

DNA ist die Abkürzung für Desoxyribonucleinacid (Desoxyribonukleinsäure). Die DNA ist der alleinige Träger der Erbinformation und besitzt sowohl bei Bakterien als auch beim Menschen den gleichen chemischen Aufbau. Schäden an der DNA können zu einer Entartung der Zellen und damit zur Entstehung von Krebs führen.

Eine gesunde Zelle durchläuft von ihrer Entstehung bis zu ihrer Teilung verschiedene Entwicklungsphasen. In der ersten Phase wächst die Zelle und stellt neue Proteine her, die sie für den nächsten Entwicklungsschritt benötigt. In der zweiten Phase verdoppelt sie ihren Gehalt an DNA. In der dritten Phase nimmt die Zelle erneut an Größe zu. Wieder werden Proteine als Vorbereitung auf die Teilung hergestellt. In der vierten Phase teilt sich die Zelle. Jede der beiden entstandenen Tochterzellen enthält dann die gleiche DNA und damit die gleichen Erbinformationen.
Bei der Zellteilung kann es zu Fehlern kommen, die zu Schäden an der DNA führen. Ursache dafür können z.B. äußere Einflüsse wie Strahlung, Chemikalien oder freie Radikale (aggressive Atome

oder Moleküle) sein. Um solche Fehler zu vermeiden, wird der gesamte Zyklus der Zellentwicklung von Wächterenzymen kontrolliert. Die Wächterenzyme entscheiden zwischen den einzelnen Phasen, ob sich die Zelle in die nächste Phase des Zyklus begeben darf oder ob ein Reparaturmechanismus in Gang gesetzt werden muss. Die Reparatur erfolgt durch bestimmte Proteine, die dafür sorgen, dass der Schaden behoben wird. Erst dann kann die Zelle weiter wachsen und sich teilen.

Info

Wenn ein Defekt der DNA unbemerkt bleibt, dann führt das zu einer dauerhaften Schädigung der Tochterzellen. Eine solche Schädigung nennt man Mutation.

Wenn die Erbsubstanz einer Zelle geschädigt wird, kann davon auch ein Wächterenzym betroffen sein. Wenn das Wächterenzym beschädigt ist und seine Kontrollfunktion nicht mehr ausüben kann, wächst die mutierte Zelle unreguliert und teilt sich ohne Kontrolle.

Info

Die Vermehrung einer Zelle durch eine oder mehrere Mutationen der DNA nennt man Entartung. Jede entartete Zelle, die sich weiter teilt, gibt die Falschinformation an alle aus ihr entstehenden Zellgenerationen weiter. Wenn das Immunsystem solche Zellen als Fremdkörper erkennt, werden sie vernichtet. Falls das aber nicht der Fall ist und wenn diese Zellen die Eigenschaft besitzen, unabhängig und ständig zu wachsen, kann ein gutartiger oder bösartiger Tumor entstehen.

Gutartige (benigne) Tumore wachsen lediglich örtlich begrenzt und verdrängen dabei umgebendes Gewebe, ohne in dieses einzudringen. Oft lassen sie sich gut von ihrer Umgebung abgrenzen. Gutartige Tumore bilden keine Tochtergeschwülste (Metastasen) an anderen Stellen im Körper. Im Gegensatz dazu wachsen bösartige (maligne) Tumore in das Umgebungsgewebe ein. Manche der Krebszellen wandern über das Blut oder das Lymphsystem in andere Organe, um sich dort als Metastasen weiter zu vermehren.
Es gibt eine ganze Reihe von Faktoren, von denen es abhängt, wie hoch das Risiko ist, an Krebs zu erkranken. Dazu gehören Umweltfaktoren, Ernährung und Lebensweise sowie die erbliche Veranlagung. Eine bedeutende vermeidbare Ursache für Krebs ist das Rauchen:

Info

Nach Angaben des Deutschen Krebsforschungszentrums in Heidelberg sind weltweit 25–30% aller Krebsfälle mit Todesfolge auf Tabakkonsum zurückzuführen.

Erst in den letzten Jahren wurde die Erkenntnis gewonnen, dass Folsäuremangel ein weiterer ernstzunehmender Risikofaktor für die Entstehung von Krebs ist. Folsäure spielt eine wichtige Rolle bei der Bildung der DNA. Bekannt sind unter anderem die folgenden Mechanismen:

Info

Bei einem Mangel an Folsäure kann es zu einer abnormalen DNA-Synthese kommen. Die Base Uracil, die in der DNA eigentlich nicht vorkommt, wird irrtümlicherweise in die DNA-Sequenz eingebaut. Damit wird die reguläre Zellinformation verändert. Dieses Phänomen kann als eine der frühen Vorstufen der Krebsentstehung betrachtet werden.

Wenn ein Folsäuremangel vorliegt, gibt es außerdem an den Chromosomen, also den Strukturen einer Zelle, welche die DNA enthalten, „verwundbare“ Stellen. An diesen Stellen kann es zu Veränderungen am Chromosom kommen, die ebenfalls einer Krebsbildung vorausgehen können.

Darmkrebs

Eine der häufigsten Krebserkrankungen, die in Deutschland vorkommen, ist Darmkrebs. Jährlich wird bei mehr als 50 000 Menschen eine entsprechende Diagnose gestellt. Unter Darmkrebs versteht man sowohl bösartige Wucherungen des Dickdarms (Colon) als auch des Mastdarms (Rektum). Sehr selten kommen Dünndarmtumore vor. Darmkrebs tritt mit zunehmendem Alter häufiger auf.
Nach Lungenkrebs bei Männern und Brustkrebs bei Frauen ist Darmkrebs in Deutschland mit ungefähr 30 000 jährlichen Todesfällen die zweithäufigste durch Krebs bedingte Todesursache bei beiden Geschlechtern. Interessanterweise tritt die Erkrankung besonders stark in sozioökonomisch weit entwickelten Ländern auf. Während im Senegal pro 100 000 Einwohner nur ca. 2 Fälle jährlich festgestellt werden, gibt es in Connecticut (USA) im gleichen Zeitraum ca. 36 Betroffene pro 100 000 Einwohner. In bestimmten Weltregionen tritt Darmkrebs besonders häufig auf, dazu gehören Nordamerika, Westeuropa und Australien. Wenn Menschen aus einer Region mit niedrigem Krebsrisiko in eine Region mit hohem Risiko einwandern, steigt das Risiko für diese Personen an. In irgendeiner Weise scheinen also die Lebensgewohnheiten eine wesentliche Rolle bei der Entstehung von Darmkrebs zu spielen:

Info

Forscher vermuten, dass eine ballaststoffarme, fleisch- und fettreiche Ernährung die Entstehung von Darmkrebs begünstigt. Hoher Alkoholkonsum kann ebenfalls das Darmkrebsrisiko erhöhen.

Gleichzeitig spielt anscheinend auch die erbliche Veranlagung eine Rolle: Das Erkrankungsrisiko verdoppelt sich dann, wenn es in der Familie bereits Fälle von Darmkrebs gab.

In den letzten Jahren hat sich herausgestellt, dass es einen weiteren, noch entscheidenderen Faktor gibt, von dem es abhängt, ob sich Darmkrebs entwickelt oder nicht. Bei diesem Faktor handelt es sich um das Vitamin Folsäure. Es ist durch unterschiedliche wissenschaftliche Studien bewiesen, dass sich das Risiko einer Darmkrebserkrankung bei Folsäuremangel beträchtlich erhöht.

Info

Wird für eine ausreichende Folsäurezufuhr gesorgt, dann verringert sich das Darmkrebsrisiko erheblich!

In den USA wurde 1980 eine aufwendige Langzeitstudie, die sogenannte „Nurses Health Study“ gestartet, an der über 80 000 Krankenschwestern teilnahmen[5]. Ziel dieser Studie war, die Ernährungsgewohnheiten der Testpersonen zu beobachten und die daraus resultierenden Folgen für die Gesundheit zu erfassen. Insbesondere wurde die Einnahme von Vitamin- und Mineralstoffpräparaten beobachtet. Die Ergebnisse der Untersuchung in Bezug auf Darmkrebs waren aufsehenerregend: Bis 1994 erkrankten 442 der zu Beginn der Studie zunächst gesunden Frauen an Darmkrebs. Dabei zeigte sich das auffällige Phänomen, dass Frauen, die regelmäßig Folsäure zu sich genommen hatten, deutlich seltener von Darmkrebs betroffen waren. Es war zu beobachten, dass von den eingenommenen Vitaminen und Mineralstoffen offenbar ausschließlich Folsäure eine vor Darmkrebs schützende Wirkung hatte. Damit dieser Schutz wirksam werden konnte, mussten täglich mindestens 0,4 mg Folsäure aufgenommen werden. Im Vergleich zu Frauen, die lediglich 0,2 mg Folsäure zu sich nahmen, hatten die Frauen mit einer täglichen Dosis von 0,4 mg ein um 31% verringertes Erkrankungsrisiko. Ein vorbeugender Effekt wurde dann erzielt, wenn die Einnahme regelmäßig über einen längeren Zeitraum (mindestens vier Jahre lang) stattfand. Mit einer noch längeren Einnahmedauer ließen sich die Risiken für Darmkrebs weiter senken – und zwar in einem sensationellen Ausmaß. Nach einer regelmäßigen Einnahme von Folsäure über einen Zeitraum von 15 Jahren war das Risiko für Darmkrebs um phänomenale 74% gesunken!

Die vorbeugende Wirkung von Folsäure im Zusammenhang mit Darmkrebs ist beispiellos. Wenn man diese Zahl von 74% auf die 50000 jährlichen Darmkrebs-Neuerkrankungen hochrechnet, so würde das bedeuten, dass allein in Deutschland jedes Jahr 37000 Menschen – das entspricht der Bevölkerung einer Kleinstadt – von der Diagnose Darmkrebs verschont bleiben würden. Ein einfaches Vitamin ist also in der Lage, in höchstem Maße vor einer der am weitesten verbreiteten Krebserkrankungen zu schützen. Spätestens jetzt sollte Ihnen als Leser klar werden, welche überragende Bedeutung Folsäure für unsere Gesundheit hat.

Andere Studien und Experimente unterstützen die Erkenntnisse, die aus der „Nurses Health Study“ gewonnen werden können. Es besteht kein Zweifel an der schützenden Wirkung von Folsäure im Zusammenhang mit Darmkrebs.

Je häufiger Prozesse der Zellteilung stattfinden, umso größer ist die Gefahr, dass es zu Mutationen kommt und entartete Zellen entstehen. Je nach Herkunft im Organismus wachsen und teilen sich Zellen unterschiedlich schnell. Darmzellen werden ständig abgeschliffen und mit dem Stuhl ausgeschieden, sehr schnell müssen neue Zellen gebildet werden. Möglicherweise ist das der Grund dafür, dass Folsäure im Zusammenhang mit Darmkrebs eine Rolle von solcher Tragweite spielt.

Wieder ist die Situation, in der wir uns befinden, erschreckend: Es liegen eindeutige Beweise dafür vor, dass Folsäure vor Darmkrebs schützen kann. Menschen, die unter Folsäuremangel leiden, setzen sich einer deutlich erhöhten Gefahr aus, an dieser Form von

Krebs zu erkranken. Doch in der Allgemeinheit sind diese Zusammenhänge völlig unbekannt. Auch viele professionelle Gesundheitsexperten, Ärzte und Apotheker scheinen nichts davon zu ahnen. Es wäre für jeden Einzelnen so einfach, etwas gegen diese Gefahr zu unternehmen. Die tägliche Einnahme einer Tablette eines simplen Multivitaminpräparats mit einem ausreichenden Anteil an Folsäure würde genügen. Wenn es möglich wäre, langfristig eine ausreichende Folsäureversorgung für die gesamte Bevölkerung sicherzustellen, könnten allein in Deutschland unzählige Menschenleben gerettet werden.

Gebärmutterhalskrebs

Gebärmutterhalskrebs ist eine weitere Form von Krebs, die mit Folsäuremangel in Verbindung gebracht wird. Bei Darmkrebs ist die Sachlage eindeutig: Es besteht kein Zweifel daran, dass Folsäure vor dieser Erkrankung hochgradig schützt. Im Zusammenhang mit Gebärmutterhalskrebs sind die wissenschaftlichen Ergebnisse nicht ganz so klar und wesentlich schwieriger zu interpretieren.
Der Gebärmutterhals, in der medizinischen Fachsprache Zervix genannt, befindet sich im Bereich des äußeren Muttermundes, also dort, wo die Gebärmutter in die Vagina mündet. Hier findet sich nicht die drüsige Schleimhaut, welche die Gebärmutter auskleidet, sondern so genannte Plattenepithelschleimhaut, ähnlich der Schleimhaut in der Mundhöhle. Jedes Jahr erkranken in Deutschland 6 000 bis 8 000 Frauen an Gebärmutterhalskrebs. Ungefähr 350 000 Frauen pro Jahr sterben weltweit an dieser Erkrankung.

Info

Das Zervixkarzinom, also Gebärmutterhalskrebs, ist nach den bösartigen Tumoren der Brust, des Darms und der Gebärmutter der vierthäufigste Tumor, der bei Frauen auftritt. Bei einer frühzeitigen Erkennung sind die Heilungschancen sehr gut.

Je nach geographischer Lage variiert die Zahl der Erkrankungen sehr stark. Während in Israel eine sehr niedrige jährliche Neuerkrankungsrate mit 1,4 Fällen pro 100 000 Einwohner vorliegt, erkranken in Kolumbien etwa 40-mal so viele Frauen an Gebärmutterhalskrebs. In Deutschland liegt die Erkrankungsrate bei etwa 10 Fällen pro 100 000 Einwohner. In den letzten 50 Jahren hat sich die Zahl der Erkrankungen in den Industrieländern deutlich vermindert. Grund dafür ist anscheinend eine verbesserte Frühdiagnostik und die Durchführung von regelmäßigen Vorsorgeuntersuchungen.
Als Vorstadium eines Zervixkarzinoms treten Veränderungen im Gewebe des Gebärmutterhalses auf. Diese Veränderungen nennt man Dysplasien. Die meisten Gebärmutterhalsdysplasien sind vorwiegend im Alter zwischen 30 und 40 Jahren zu beobachten. Im Alter zwischen 40 und 50 Jahren treten die meisten Fälle von Gebärmutterhalskrebs auf.

Info

Als der mit Abstand wichtigste Auslöser für Gebärmutterhalskrebs gelten bestimmte Viren, die sogenannten Humanen Papilloma-Viren (HPV). HPV sind sexuell übertragbar. Bei über 90% aller Fälle von Zervixkarzinomen werden HPV gefunden. Die Latenzzeit zwischen einer Erstinfektion mit HPV und dem Auftreten eines Zervixkarzinoms kann 10 bis 50 Jahre betragen. Es sieht so aus, dass häufig wechselnde Sexualkontakte zu einer Erhöhung des Erkrankungsrisikos führen. Ein weiterer Risikofaktor ist die Einnahme der Anti-Baby-Pille. Für Raucherinnen erhöht sich die Wahrscheinlichkeit, an Gebärmutterhalskrebs zu erkranken, ebenfalls sehr stark.

Früher galten Zervixkarzinome als eine der gefährlichsten Erkrankungen für Frauen. Durch die Einführung des sogenannten Pap-Tests im Rahmen einer jährlichen gynäkologischen Vorsorgeuntersuchung konnte die Sterberate für diese Erkrankung um mehr als die Hälfte gesenkt werden. Eine regelmäßige Abstrichuntersuchung bietet die Chance, Zellveränderungen so frühzeitig zu erkennen, dass die betroffenen Frauen durch einen relativ einfachen Eingriff mit großer Sicherheit dauerhaft geheilt werden können.

Der Pap-Test wurde von dem griechischen Arzt Papanicolaou (daher Pap-Test) entwickelt. Es handelt sich um ein einfaches Untersuchungsverfahren, um Zellveränderungen bereits im Vorstadium der Krebsentwicklung zu erkennen. Beim Pap-Test wird zunächst mittels eines Wattestabs ein Abstrich aus Muttermund und Gebärmutterhalskanal entnommen. Im Labor werden die gewonnenen Zellen eingefärbt und unter dem Mikroskop untersucht. Je nach Größe, Form und Struktur der Zellen lassen sich Rückschlüsse auf deren Gesundheit schließen.

Papanicolaou entwickelte ein Schema, das sich aus fünf Befundgruppen – Pap I bis Pap V – zusammensetzt. Je nachdem, ob ein normales Zellbild vorliegt, ob erste Anzeichen von Zellveränderungen beobachtet werden oder ob bösartige Tumorzellen bereits nachweisbar sind, findet eine Einordnung in eine dieser Gruppen statt.

Studien zur Wirkung von Folsäure bei Gebärmutterhalskrebs

Der erste Anhaltspunkt für einen Zusammenhang zwischen Folsäuremangel und dieser Art von Zellveränderungen wurde 1973 von dem amerikanischen Wissenschaftler Whitehead[6] gefunden. Er untersuchte über einen längeren Zeitraum eine Gruppe von Frauen, welche die Anti-Baby-Pille einnahmen. Er beobachtete bei einigen dieser Frauen Dysplasien der Zellen des Gebärmutterhalses, also dass diese Zellen sich veränderten und wuchsen. Bei diesen Veränderungen kann es sich, wie bereits erwähnt, um eine Vorstufe in der Entwicklung von Krebs handeln. Durch die Einnahme von Folsäure konnten diese Zellveränderungen bei den betroffenen Frauen innerhalb von drei Wochen zum Verschwinden gebracht werden – obwohl die Testpersonen allem Anschein nach nicht unter einem Folsäuremangel litten. Whitehead stellte die Hypothese auf, dass die Einnahme der Anti-Baby-Pille zu einem örtlich begrenzten Folsäuremangel in den Zellen der Plattenepithelschleimhaut des Gebärmutterhalses führt. Durch diesen lokalen Mangel wurden nach seiner Theorie die Zellveränderungen ausgelöst.

Der Effekt der Einnahme von Folsäure im Zusammenhang mit Zervixdysplasie, also der Veränderung der Zellen des Gebärmutterhalses, wurde 1982 von dem amerikanischen Wissenschaftler Charles Butterworth weiter untersucht[7]. Eine kleine Gruppe von 47 Frauen mit auffälligen Zellveränderungen des Gebärmutterhalses nahm an der Untersuchung teil. Während 22 der Testpersonen über einen Zeitraum von 3 Monaten ein Folsäurepräparat einnahmen, wurden 25 Patientinnen mit einem Placebo behandelt. Bei den 22 Personen, die Folsäure eingenommen hatten, konnte im Gegensatz zu den Frauen, die keine Folsäure bekommen hatten, ein Rückgang der Zellveränderungen festgestellt werden.

1992 wurde ebenfalls von Butterworth[8] eine weitere, diesmal größer angelegte Studie durchgeführt. An dieser Studie nahmen 235 Testpersonen teil, die ebenfalls unter auffälligen Zellveränderungen der Gebärmutterhals-Schleimhaut litten. Auch hier wurden 2 Gruppen gebildet, die entweder ein Placebo oder 10 mg Folsäure täglich erhielten. Das Ergebnis dieser Studie war, dass es zwischen den beiden Gruppen, also der Folsäure- und der Placebo-Gruppe, keinen Unterschied hinsichtlich einer Besserung der Zellveränderungen gab. Möglicherweise hängt dieses Resultat damit zusammen, dass in beiden Gruppen ein relativ starker Rückgang der Krankheitssymptome beobachtet werden konnte.

In einer anderen amerikanischen Studie[9] aus dem Jahre 1990 wurde wiederum ein Zusammenhang zwischen der Einnahme von Folsäure und einem verminderten Risiko für Gebärmutterhalsdysplasie gefunden. An dieser Untersuchung nahmen 159 Frauen teil, die per Fragebogen über ihr Verhalten in Bezug auf Ernährung und weitere Risikofaktoren befragt wurden. Laut dieser Studie lag die Wahrscheinlichkeit, dass eine Gebärmutterhalsdysplasie auftrat, bei Frauen, die weniger als 400 µg Folsäure täglich einnahmen, um das 2,6-fache höher als bei Frauen, die mit höheren Folsäuredosen versorgt waren.

Weitere Untersuchungen, die sich mit den Zusammenhängen zwischen Zervixdysplasie und der Versorgung mit Folsäure beschäftigt haben, liefern ebenfalls widersprüchliche Ergebnisse. Betrachtet man die unklaren Resultate der Studien, so ist es schwierig, eine Schlussfolgerung zu ziehen, inwieweit Folsäuremangel mit Gebärmutterhalskrebs und dessen Vorstufen zusammenhängt. Es liegen also keine eindeutigen Beweise dafür vor, dass Folsäure als Schutzfaktor gegen Gebärmutterhalskrebs wirksam ist. Etliche Indizien deuten aber darauf hin. Vermutlich muss noch stärker das Zusammenspiel verschiedener Faktoren, die sich gegenseitig beeinflussen, betrachtet werden. Weitere Studien werden hier hoffentlich in den nächsten Jahren eindeutigere Erkenntnisse bringen. Was bedeutet das nun für die Praxis?
Der amerikanische Arzt Sidney MacDonald Baker berichtet in seinem Buch „Folic Acid – The vital nutrient that fights birth defects, cancer and heart disease“[10] von seinen Erfahrungen im Hinblick auf Folsäure und auffällige Pap-Tests. Im Zeitraum von 10 Jahren behandelte er mehrere Dutzend Patientinnen mit erhöhten Pap-Test-Werten. Er verschrieb ihnen eine Dosis von 10 bis 20 mg Folsäure täglich. Bei sämtlichen Patientinnen (die alle keine Anti-Baby-Pille einnahmen) lagen daraufhin die Pap-Test-Werte innerhalb von 1 bis 2 Monaten wieder im Normalbereich. Dr. Baker schreibt selbst, dass diese Ergebnisse aus statistischer Perspektive nicht unbedingt aussagefähig sein müssen. In vielen Fällen normalisieren sich die Pap-Test-Werte ohne irgendeine Form der Behandlung von selbst. Allein die realistische Chance der Wirksamkeit von Folsäure in diesem Zusammenhang rechtfertigt jedoch – auch ohne wasserdichte Beweise – die Einnahme dieses Vitamins.

Unter Umständen kann eine verbesserte Versorgung mit Folsäure einer Gebärmutterhalsdysplasie vorbeugen. Und es besteht zumindest eine realistische Möglichkeit, dass die Einnahme eines Folsäurepräparats zu einer Verbesserung führt, wenn bereits eine Dysplasie vorliegt.

Info

Falls der Arzt Ihnen mitteilt, dass Ihre Pap-Test-Werte auffällig sind oder dass Sie unter einer Infektion mit Humanen Papilloma-Viren leiden, kann es von Vorteil sein, es mit der Einnahme von Folsäure zu probieren.

Brustkrebs

In Deutschland ist Brustkrebs die häufigste bösartige Krebserkrankung bei Frauen und gleichzeitig auch die häufigste krebsbedingte Todesursache. Immer öfter werden auch jüngere Frauen von dieser Erkrankung betroffen.

Info

Neben der erblichen Veranlagung können Umweltfaktoren, die Lebensweise und die Einnahme bestimmter Medikamente Faktoren für die Entstehung von Brustkrebs sein. In medizinischen Fachkreisen herrscht Einigkeit darüber, dass mit zunehmendem Alkoholkonsum auch das Brustkrebsrisiko steigt.
Eine mangelhafte Versorgung mit Folsäure spielt bei der Entstehung von Brustkrebs ebenfalls eine Rolle.

Bereits die Auswertung der Daten aus der bereits erwähnten „Nurses Health Study“, an der über 80 000 Frauen teilnahmen, ergab Anhaltspunkte dafür, dass es zwischen dem Grad der Folsäureauf-

nahme, dem Genuss von Alkohol und der Entstehung von Brustkrebs Zusammenhänge zu geben scheint.
Amerikanische Wissenschaftler untersuchten in einer neueren Studie, die im Jahre 2001 veröffentlicht wurde, die Verbindung zwischen diesen Faktoren[11]. Beobachtet wurden ca. 34 000 Frauen nach den Wechseljahren über einen Zeitraum von 12 Jahren. Informationen hinsichtlich der Ernährung und des Alkoholkonsums wurden über Fragebögen erfasst. Anhand der Angaben der Testpersonen wurde die tägliche Zufuhr an Folsäure geschätzt. Es wurden abhängig von der Folsäuremenge, die eingenommen wurde, vier Gruppen gebildet. Die Ergebnisse der Studie sahen folgendermaßen aus: Frauen in der Gruppe mit der niedrigsten Folsäurezufuhr hatten ein geringfügig erhöhtes Risiko, an Brustkrebs zu erkranken. Falls Frauen aus dieser Gruppe aber regelmäßig Alkohol zu sich nahmen – wobei bereits mehr als zwei alkoholische Getränke pro Woche ausreichten – stieg das Brustkrebsrisiko erheblich an. Bei diesen Frauen, die also erstens wenig Folsäure aufnahmen und zweitens Alkohol tranken, erhöhte sich das Brustkrebsrisiko um fast 60%.

Info

Eine angemessene Folsäurezufuhr kann anscheinend das Brustkrebsrisiko ausgleichen, das bereits durch mäßigen Alkoholgenuss entsteht.

Andere Studien, die in Italien und Kanada durchgeführt wurden, bestätigen die Zusammenhänge zwischen Alkoholkonsum, Folsäureversorgung und Brustkrebs.
Vermutlich erhöht Alkohol das Brustkrebsrisiko, indem er die DNA der Zellen angreift. Folsäure spielt eine wichtige Rolle bei der Wiederherstellung von beschädigter DNA. Das könnte die Ursache dafür sein, dass das Erkrankungsrisiko bei Frauen mit Folsäuremangel höher ist.

Lungenkrebs

Männer sind von Lungenkrebs etwa dreimal so häufig betroffen wie Frauen. Damit ist das Bronchialkarzinom (eine andere Bezeichnung für Lungenkrebs) bei Männern die häufigste Krebsform. Jährlich erkranken in Deutschland etwa 37 000 Menschen an Lungenkrebs.

Info

Der bei weitem größte Risikofaktor für diese Erkrankung ist Tabakrauch. Raucher haben gegenüber Menschen, die nicht rauchen, ein bis zu dreißigfach erhöhtes Erkrankungsrisiko.

Es ist bekannt, dass das Blut von Rauchern typischerweise sehr niedrige Werte der Vitamine B_{12} und Folsäure aufweist. So wie es aussieht, gibt es Stoffe im Zigarettenrauch, die zur Folge haben, dass insbesondere in Zellen der Lunge, der Gehalt dieser Vitamine vermindert wird. Auch hier kann also von einem lokalen Vitaminmangel gesprochen werden.
In einer japanischen Studie aus dem Jahre 1994 wurden die Zusammenhänge zwischen der Entstehung von Lungenkrebs und der Einnahme von Vitamin B_{12} und Folsäure untersucht[12]. Beobachtet wurde eine Gruppe von 38 Rauchern, die mindestens 20 Jahre lang täglich ein Päckchen Zigaretten konsumiert hatten. Alle diese Patienten wiesen Veränderungen an den Zellen der Lunge auf, die als eine Vorstufe von Krebs gelten. Bei keiner der Testpersonen hatte sich aber bereits eine Krebserkrankung entwickelt. 21 der Patienten erhielten ein Kombinationspräparat, das Folsäure und Vitamin B_{12} enthielt. Die restlichen 17 Patienten erhielten keine Medikamente. Nach 4 Monaten dieser Behandlung stellte sich heraus, dass die Zellveränderungen bei den Personen, welche die Vitamine eingenommen hatten, deutlich zurückgegangen waren. Für die Mitglieder der anderen Gruppe war das nicht der Fall.

Diese Studie zeigt, dass die Einnahme von Vitamin B_{12} und Folsäure eine positive Wirkung auf das Lungengewebe von starken Rauchern zu haben scheint. Vermutlich kann als Folge davon auch das Lungenkrebsrisiko gesenkt werden. Eine wesentlich wichtigere Maßnahme als die Einnahme von Folsäure ist für jeden Raucher sicherlich, das Rauchen aufzugeben. Abgesehen davon zeigt sich auch am Beispiel von Lungenkrebs, dass Folsäure für grundlegende Vorgänge der menschlichen Gesundheit eine Schlüsselfunktion hat.

Homocystein, der Herz-Kreislauf-Killer

Heute ist durch die wissenschaftliche Forschung bewiesen, dass ein hoher Homocysteinspiegel das Risiko für Erkrankungen des Herz-Kreislauf-Systems dramatisch erhöht.
Die Gabe von Folsäure – alleine oder in Kombination mit den Vitaminen B_6 und B_{12} – führt zu einer deutlichen Senkung der Homocysteinkonzentration im Blut.

Herz-Kreislauf-Erkrankungen sind in den Industrieländern die Todesursache Nummer 1. Herzinfarkt, Schlaganfall, Arteriosklerose (Arterienverkalkung) und weitere Erkrankungen des Herzens und der Blutbahn sind für über 50% aller Todesfälle verantwortlich.

Info

Zu den wichtigsten Risikofaktoren für Herz-Kreislauf-Erkrankungen gehören Tabakgenuss, hoher Blutdruck, ein erhöhter Cholesterinspiegel, Diabetes (Zuckerkrankheit) oder eine Kombination dieser Faktoren. Ein weiterer Risikofaktor ist ein hoher Homocysteinspiegel.

Was ist Homocystein?

Homocystein ist ein Eiweißbaustein, der bei Stoffwechselprozessen im menschlichen Körper entsteht und normalerweise schnell wieder abgebaut wird. Wenn dieser Abbau nicht in ausreichendem Maße stattfindet, führt das zu einem erhöhten Homocysteinspiegel im Blut. Heute ist durch die wissenschaftliche Forschung bewiesen, dass ein hoher Homocysteinspiegel das Risiko für Erkrankungen des Herz-Kreislauf-Systems dramatisch erhöht – und das unabhängig von den anderen genannten Risikofaktoren. Trotzdem ist die Gefahr, die von Homocystein ausgeht, in der Bevölkerung und sogar bei den meisten Ärzten weitgehend unbekannt. Wahrscheinlich wird Sie Ihr Hausarzt erstaunt anschauen, wenn Sie ihn bitten, den Homocysteingehalt Ihres Blutes bestimmen zu lassen.

Bereits 1962 wurde eine Krankheit mit dem Namen Homocysteinurie entdeckt. Ursache für diese Krankheit ist ein erblicher Enzymdefekt, der zu Problemen im Homocystein-Stoffwechsel führt. Die Folge ist ein extrem erhöhter Homocysteinspiegel im Blut, was als Hyperhomocysteinämie bezeichnet wird. Menschen mit dieser Krankheit leiden schon in der Kindheit und Jugend unter Problemen mit ihrem Herz-Kreislauf-System. Insbesondere kommt es zu starker Arteriosklerose und damit zur Blockade von Blutgefäßen. Die Folge davon sind Schlaganfall, Herzinfarkt und Thrombosen (die Verstopfung von Adern durch Blutgerinnsel).

Durch Hyperhomocysteinurie, eine Erkrankung, die relativ selten vorkommt, wurde die Aufmerksamkeit zum ersten Mal auf den Stoff Homocystein gelenkt. Es stellte sich folgende Frage: Wenn ein sehr stark erhöhter Homocysteinspiegel schon im Kindesalter zu diesen schwerwiegenden Erkrankungen führt, wie sieht es dann aus, wenn der Homocysteinspiegel nur verhältnismäßig leicht, aber über einen längeren Zeitraum erhöht ist?
Im Jahre 1969 untersuchte der amerikanische Mediziner McCully die Zusammenhänge zwischen dem Homocysteinspiegel und der Entstehung von Arteriosklerose[13]. Er stellte damals schon die Hypothese auf, dass Arterienverkalkung auch durch einen geringfügig erhöhten Homocysteinspiegel verursacht werden kann. In einer ganzen Reihe von wissenschaftlichen Studien, die seitdem durchgeführt worden sind, konnte diese Annahme bestätigt werden. Hier sollen exemplarisch zwei Beispiele von unzähligen Untersuchungen vorgestellt werden.
In der 1992 veröffentlichten amerikanischen „Physicians Health Study“[14], an der etwa 14 000 Testpersonen teilnahmen, wurden die negativen Folgen eines bereits relativ leicht erhöhten Homocysteinspiegels klar bewiesen. Die Konzentration von Homocystein im Blut wird, wie viele andere Blutwerte auch, in der Einheit µmol/l (Mikromol pro Liter) angegeben. In dieser Untersuchung konnte gezeigt werden, dass Männer mit einem Homocysteinspiegel höher als 15,8 µmol/l unter Berücksichtigung anderer Risikofaktoren in einem Fünf-Jahres-Zeitraum ein dreifach höheres Risiko für einen Herzinfarkt aufweisen als Männer mit Homocysteinwerten, die unter 14,1 µmol/l liegen. Ein erhöhter Homocysteinspiegel in der genannten Größenordnung macht es also dreimal wahrscheinlicher, Opfer eines Herzinfarkts zu werden.

In einer 1999 veröffentlichten Studie aus den Niederlanden[15] mit ca. 8 000 über 55-jährigen Teilnehmern wurde eine direkte Beziehung zwischen der Blut-Homocysteinkonzentration und dem Risiko für Schlaganfall und Herzinfarkt gefunden. Für jede Homocysteinzunahme von 1 µmol/l ergab sich eine Risikozunahme von 6 bis 7%. Es zeigt sich also, dass schon ein milder Anstieg der Homocysteinkonzentration mit einem deutlich erhöhten Krankheitsrisiko einhergeht.
Noch vor wenigen Jahren galt erst ein Wert über 14 µmol/l als bedenklich.

Info

Heute tendieren Mediziner zu der Einschätzung, dass bereits Homocysteinkonzentrationen über 10 µmol/l ein Risiko für die Gesundheit von Herz und Kreislauf bedeuten.

Der Grund für eine Herabsetzung des als gefährlich geltenden Grenzwertes sind die aktuellen wissenschaftlichen Erkenntnisse, die immer klarer die schädliche Wirkung von Homocystein beweisen. Heute gilt ein Homocystein-Blutwert unter 8 µmol/l als völlig unbedenklich. Eine Konzentration von mehr als 15 µmol/l bedeutet langfristig, dass dem Herz-Kreislauf-System größte Gefahr droht.

Warum ist Homocystein schädlich?

Für die schädigende Wirkung von Homocystein gibt es offenbar verschiedene Mechanismen: So wie es aussieht, schädigt Homocystein Zellen an den Innenwänden der Blutgefäße mit der Folge, dass sich vermehrt Cholesterin ablagert. Vermutlich ist der Eiweißbaustein auch dafür verantwortlich, dass Thrombozyten (Blutplättchen, die für die Gerinnung des Blutes zuständig sind)

verkleben, was zu Durchblutungsstörungen und Verstopfung der Adern führen kann.
Nach Schätzungen des Bonner Universitätsprofessors und Vorstandsvorsitzenden der Gesellschaft für angewandte Vitaminforschung Prof. Dr. Klaus Pietrzik, könnten jedes Jahr mindestens 15 000 Menschen allein in Deutschland vor dem Herztod bewahrt werden, wenn konsequent der Risikofaktor Homocystein bekämpft werden würde. Diese Zahl ist alarmierend! Zum Vergleich: In Deutschland gab es im Jahr 2002 etwa 7 000 Verkehrstote. Das bedeutet, durch Homocystein sterben wahrscheinlich mehr als doppelt so viele Menschen, wie durch Unfälle im Straßenverkehr. Es ist dringend notwendig, etwas gegen diese immense Gefahr zu tun.
Vermutlich leidet etwa jeder zweite Deutsche über 65 Jahren unter einem erhöhten Homocysteinspiegel und ist damit einem drei- bis vierfachen Risiko ausgesetzt, einen Herzinfarkt oder Schlaganfall zu erleiden. Doch die negativen Folgen eines erhöhten Homocysteinspiegels betreffen nicht nur das Herz-Kreislauf-System. Auch im Zusammenhang mit der Gesundheit der Nerven und dem Stoffwechsel der Nervenbotenstoffe scheint Homocystein sich negativ auszuwirken. Eine erhöhte Homocysteinkonzentration im Blut führt anscheinend dazu, dass Nerven und Gehirn geschädigt werden. Die Folge davon sind die Entstehung unterschiedlicher neurologischer Störungen, darunter möglicherweise auch Alzheimer und Parkinson. Dazu mehr im folgenden Kapitel.

Welche Möglichkeiten gibt es, den Homocysteinspiegel zu senken?

Bei der Entstehung von Homocystein im menschlichen Körper spielt die Aminosäure Methionin eine wichtige Rolle. Methionin ist ein lebenswichtiger Eiweißbaustein, der vom menschlichen Organismus nicht selbst gebildet werden kann. Daher muss Methionin mit der täglichen Nahrung aufgenommen werden. Homocystein ist ein Zwischenprodukt des Methionin-Stoffwechsels und wird im Normalfall in kurzer Zeit weiterverarbeitet: Entweder wird es durch einen Vorgang, der sich Remethylisation nennt, zu Methionin zurückverwandelt oder durch andere biochemische Prozesse abgebaut. Damit diese Vorgänge ablaufen können und das Abfallprodukt Homocystein wieder entsorgt werden kann, ist die Anwesenheit von drei Vitaminen notwendig: Folsäure, Vitamin B_6 und Vitamin B_{12}. Fehlt eines dieser Vitamine, ist ein Abbau des Homocysteins nicht möglich. Daraus leitet sich eine sehr einfache und sichere Methode ab, den Blut-Homocysteinspiegel zu reduzieren: die Einnahme der genannten Vitamine.

Info

Die Gabe von Folsäure – alleine oder in Kombination mit den Vitaminen B_6 und B_{12} – führt auch bei Personen, die anscheinend nicht unter Vitaminmangel leiden, zu einer deutlichen Senkung der Homocysteinkonzentration im Blut.

In einer niederländischen Untersuchung[16] wurde festgestellt, dass Folsäuregaben in einer Dosis zwischen 0,5 und 5 mg den Homocysteinspiegel durchschnittlich um 25% senken können. Je höher der Homocysteinspiegel zu Beginn der Einnahme ist, umso größer ist der Senkungseffekt. Durch die zusätzliche Zugabe von Vitamin B_{12} konnte in dieser Studie der Homocysteinspiegel um weitere 7% reduziert werden. Die zusätzliche Einnahme von Vitamin B_6 brachte im Rahmen dieses Experiments keinen weiteren Vorteil. Die Kombination der Vitamine Folsäure und B_{12} erzielte also das bestmögliche Ergebnis bei der Senkung der Homocysteinkonzentration im Blut.

In einer anderen Studie aus dem Jahr 2001, an der 151 Testpersonen teilnahmen[17], sollte eine Antwort auf die Frage gefunden werden, welche Folsäuredosis den optimalen Effekt zur Senkung des Homocysteinspiegels erzielt. Bei den Teilnehmern der Untersuchung handelte es sich um vorwiegend männliche Patienten mit einem Durchschnittsalter von 65 Jahren, die einen Herzinfarkt hinter sich hatten oder unter anderen Herzbeschwerden litten. Die Testpersonen wurden in Gruppen eingeteilt und erhielten über einen Zeitraum von 3 Monaten je nach Gruppenzuordnung entweder ein Placebo oder eine Tagesdosis von 0,2, 0,4, 0,6, 0,8 oder 1,0 mg Folsäure. Sowohl die Folsäure- als auch die Homocysteinkonzentration im Blut wurde an drei Terminen gemessen: Zu Beginn des Experiments, nach dreimonatiger Einnahme der Folsäure und noch einmal drei Monate nach dem Absetzen des Vitaminpräparats. Während sich in der Placebo-Gruppe nach der Einnahmephase keine Veränderung der Blutwerte zeigte, konnte bei allen Testpersonen, denen Folsäure verabreicht worden war, eine Senkung des Homocysteinspiegels beobachtet werden. Je größer die eingenommene Menge an Folsäure war, umso deutlicher war der Homocysteinspiegel gesunken. Der größtmögliche Effekt, der auch durch eine noch höhere Dosis nicht gesteigert werden konnte, zeigte sich bei 0,8 mg Folsäure täglich. Durch diese Dosis konnte die Homocysteinkonzentration durchschnittlich um 23% gesenkt werden. Je höher die Homocystein-Ausgangswerte waren, umso größer war auch in dieser Untersuchung der senkende Effekt des Vitamins. Nach weiteren 3 Monaten, in denen keine Folsäure mehr von den Testpersonen eingenommen worden war, stiegen die Homocysteinwerte wieder auf ihren ursprünglichen Stand vor der Untersuchung an.

Info

Ein hoher Homocysteinspiegel im Blut ist eine massive Gefahr für die Gesundheit des Herz-Kreislauf-Systems.

Das ist seit Jahren zweifelsfrei bewiesen. Gleichzeitig steht es heute außer Frage, dass Folsäure – idealerweise in Verbindung mit Vitamin B_{12} – den Homocysteinspiegel effektiv senken kann. Das konnte ebenfalls in vielen Studien sicher nachgewiesen werden. Trotzdem werden die Chancen, die sich durch diese Erkenntnisse bieten, einfach vertan. Die Zusammenhänge zwischen Herz-Kreislauf-Erkrankungen, Homocystein und Folsäure sind den meisten Ärzten völlig unbekannt – anders ist es nicht zu erklären, dass die Bestimmung des Blut-Homocysteinspiegels in den meisten Arztpraxen so gut wie nie durchgeführt wird. Kaum ein Arzt käme auf die Idee, seinen Herz-Kreislauf-Patienten vorbeugend ein Folsäurepräparat zu empfehlen, obwohl eine billigere und sicherere Behandlungsmethode kaum vorstellbar ist.

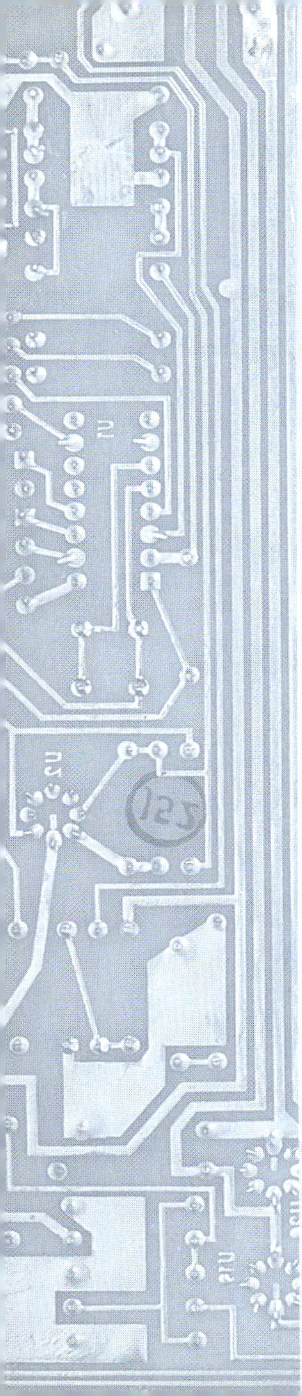

Vermeidbare Schäden für Nerven und Gehirn

Ein erhöhter Homocysteinspiegel hat nicht nur für das Herz-Kreislauf-System extrem schädliche Folgen, es gibt auch eine Verbindung zwischen Homocystein und der Entstehung verschiedener neurologischer Erkrankungen wie Alzheimer, Parkinson und weiterer psychiatrischer Störungen.
Forschungsergebnisse der letzten Jahre zeigen, dass auch für die Gesunderhaltung der Nerven und des Gehirns eine ausreichende Versorgung mit Folsäure von größter Bedeutung ist.

Alzheimer und Demenz

Unter dem Begriff Demenz werden verschiedene hirnorganische Erkrankungen zusammengefasst, die als Hauptsymptom den Verlust von geistigen Fähigkeiten, insbesondere des Gedächtnisses zur Folge haben. Etwa 1,2 Millionen Menschen leiden in Deutschland an einer Demenz. Mit zunehmenden Alter erhöht sich das Erkrankungsrisiko. In unserer Gesellschaft nimmt die Zahl der alten Menschen immer weiter zu, darum wird die Zahl der Demenz-Fälle in den nächsten Jahren stark ansteigen.
Im Alter zwischen 65 und 69 Jahren leiden etwa 5% der Bevölkerung an einer Demenz. Zwischen 80 und 90 Jahren ist schon fast jeder dritte Mensch betroffen, ab einem Alter von 90 Jahren jeder Zweite.

Info

Auch wenn Demenzen im Alter häufiger auftreten, sollte nicht vergessen werden, dass Demenz eine Krankheit ist und es sich dabei keinesfalls um einen natürlichen und damit zwangsläufigen Alterungsvorgang handelt!

Die häufigste Ursache für eine Demenz ist die Alzheimer-Krankheit. Alzheimer beginnt mit Gedächtnisstörungen, es schließt sich ein immer stärkeres Nachlassen weiterer intellektueller Fähigkeiten an und es kommt zu Persönlichkeitsveränderungen. Schließlich führt Alzheimer in vielen Fällen zu völliger Pflegebedürftigkeit. Bei vielen Alzheimer-Patienten ist ein besonders niedriger Folsäurespiegel im Blut auffällig. Dabei kann es sich sowohl um eine Ursache als auch um ein Resultat der Erkrankung als Folge mangelhafter Ernährung handeln.
Ein im Jahre 2001 veröffentlichtes Tierexperiment[18] stützt die Vermutung, dass Folsäuremangel entscheidend zur Entwicklung von Alzheimer beitragen kann. Beobachtet wurden Mäuse, deren Erbinformation so verändert worden war, dass sie zwangsläufig an ei-

ner Art von Alzheimer erkrankten. Die Mäuse wurden in zwei Gruppen eingeteilt. Eine Gruppe erhielt eine ausreichende Menge an Folsäure, die andere Gruppe eine Nahrung, bei der es an Folsäure mangelte. Die Gehirnaktivität der Mäuse wurde überwacht. Bei den Mäusen, die nur mangelhaft mit Folsäure versorgt worden waren, zeigten sich wesentlich stärkere alzheimertypische Symptome als bei den Mäusen mit einer ausreichenden Folsäurezufuhr. Die Folsäuremangel-Mäuse wiesen zudem einen wesentlich höheren Homocysteinspiegel auf. Die Wissenschaftler äußerten zum einen die Vermutung, dass der erhöhte Homocysteinspiegel alzheimertypische Schädigungen an den Nervenzellen begünstigt. Zum anderen stellten sie die Hypothese auf, dass nur die Mäuse, die genug Folsäure erhalten hatten, in der Lage waren, die Schäden an der Erbinformation der betroffenen Nervenzellen zu reparieren. Inwieweit sich solche Tierversuche auf den Menschen übertragen lassen, ist ungewiss.

Eine andere amerikanische Studie aus dem Jahr 2002 beschäftigt sich mit dem Zusammenhang zwischen einem erhöhten Homocysteinspiegel und dem Risiko an Alzheimer zu erkranken[19]. 667 Frauen und 425 Männer mit einem Durchschnittsalter von 76 Jahren nahmen an dieser Untersuchung teil. Sämtliche Testpersonen zeigten zu Beginn der Studie keine Symptome einer Demenz. Von 1986 bis 1990 wurden die Homocysteinwerte dieser Personen regelmäßig gemessen. Nach acht weiteren Jahren wurden die Teilnehmer der Studie noch einmal untersucht. Nach dieser Zeit hatten 111 Personen eine Demenz entwickelt, davon gab es 86 Fälle einer Alzheimer-Erkrankung. Die Untersuchungsteilnehmer, bei denen vorher ein erhöhter Homocysteinspiegel beobachtet worden war, litten inzwischen besonders häufig an der Alzheimer-Krankheit. Es zeigte sich, dass sich das Risiko, an Alzheimer zu erkranken, ab einem Homocysteinspiegel von 14 µmol/l bereits verdoppelt hatte. Jede weitere Erhöhung des Homocysteinspiegels um 5 µmol/l hatte eine zusätzliche Steigerung des Erkrankungsrisikos um 40% zur Folge.

Wie im vorangegangenen Kapitel bereits beschrieben, lässt sich ein erhöhter Homocysteinspiegel durch die Einnahme von Folsäure – am besten in Kombination mit Vitamin B_{12} – erheblich senken.

Info

Wahrscheinlich kann die Einnahme von Folsäure das Risiko, an Alzheimer zu erkranken, entscheidend vermindern. Möglicherweise ist der bei alten Menschen häufig besonders ausgeprägte Folsäuremangel für einen großen Teil der Erkrankungen mitverantwortlich.

Parkinson

Bei der Parkinson-Krankheit, auch bekannt als Schüttellähmung, handelt es sich um eine Störung des Zentralnervensystems. Erste Beschwerden treten häufig zwischen dem 50. und dem 60. Lebensjahr auf. Die Erkrankung kann aber auch schon bei jüngeren Menschen vorkommen. Zu den wichtigsten Symptomen von Parkinson gehört eine Verlangsamung aller Bewegungen, eine Versteifung bestimmter Muskeln und häufig ein feines Zittern von Hand und Fuß. Über die Ursache der Krankheit ist bekannt, dass Parkinson auf einen Mangel an dem chemischen Botenstoff Dopamin zurückgeht, der für die Übertragung von Signalen von einer Nervenzelle auf die nächste sorgt.

Info

Bei Parkinson findet eine Degeneration der Gehirnzellen statt, die den Botenstoff Dopamin produzieren. Die Symptome der Krankheit treten dann auf, wenn im Gehirn nicht mehr genügend Dopamin zur Verfügung steht.

Ein zu niedriger Folsäurespiegel und eine erhöhte Homocysteinkonzentration sind im Blut von Parkinson-Patienten häufig zu finden. Auch hier ist unklar, ob dies Ursache oder Folge der Krankheit ist.

Laut einer aktuellen Studie aus den USA[20] soll Folsäuremangel die Entstehung der Parkinsonkrankheit begünstigen. Das wurde zumindest im Tierversuch beobachtet. Zwei Gruppen von Mäusen wurden dort von Wissenschaftlern beobachtet. Die erste Gruppe bekam Futter, das mit Folsäure angereichert war. Die zweite Gruppe erhielt folsäurearme Nahrung. Anschließend verabreichte man den Tieren eine Substanz, die Parkinson-Symptome hervorruft. Die Tiere, die gut mit Folsäure versorgt waren, zeigten nur geringe Krankheitserscheinungen, während in der anderen Gruppe schwere Symptome einer Parkinson-Erkrankung auftraten. Die Wissenschaftler vermuteten, dass der durch den Folsäuremangel gestiegene Homocysteinspiegel die Zellen im Gehirn angreift, die den Nervenbotenstoff Dopamin produzieren.

Auch bei dieser Untersuchung stellt sich die Frage, ob solche Ergebnisse aus Tierversuchen auf den Menschen übertragbar sind. Diese Studie ist zumindest ein Anhaltspunkt dafür, dass sich durch die Einnahme von Folsäure möglicherweise das Risiko, an Parkinson zu erkranken, senken lässt.

Verschiedene psychiatrische Störungen

Bei einem sehr stark ausgeprägten Folsäuremangel treten häufig Symptome wie Reizbarkeit, Konzentrationsschwäche und depressive Verstimmung auf.

Info

Es steht fest, dass eine Unterversorgung mit Folsäure zu nervlichen Problemen führen kann.

Viele Untersuchungen der letzten 35 Jahre haben außerdem gezeigt, dass bei Patienten mit unterschiedlichen psychiatrischen Störungen häufig ein besonders niedriger Folsäurespiegel im Blut beobachtet werden kann. Zu diesen Erkrankungen gehören unter anderem Depressionen und Schizophrenie.
Epileptiker sind oft von Folsäuremangel betroffen, weil die krampflösenden Medikamente, die eingenommen werden, die Aufnahme des Vitamins blockieren. Wie Erfahrungen zeigen, können psychiatrische Krankheitserscheinungen die Folge davon sein.
Psychiatriepatienten mit einer geringen Folsäurekonzentration im Blut zeigen stärkere Krankheitssymptome als Patienten, die einen normalen Folsäurespiegel haben. Viele Untersuchungen belegen, dass durch die Gabe von Folsäure psychiatrische Symptome, bei Menschen, die unter Folsäuremangel leiden, abgemildert werden können.
Schätzungsweise vier Millionen Menschen in Deutschland leiden an einer Depression. Betroffen sind davon in erster Linie ältere Personen. Viele Anzeichen deuten darauf hin, dass Folsäure einen Beitrag dazu leisten kann, diesen Menschen zu helfen. Beispielsweise wird die Wirkung von antidepressiven Medikamenten – insbesondere des Wirkstoffs Fluoxetin – durch die zusätzliche Einnahme von Folsäure deutlich verstärkt. Neben einer Verbesserung der Wirksamkeit von Fluoxetin kann Folsäure zudem die Nebenwirkungen dieses Medikaments reduzieren. Ein ähnlicher Erfolg kann bei manisch-depressiven Patienten erzielt werden, die mit dem Wirkstoff Lithium behandelt werden.

Genau kann heute noch nicht gesagt werden, in welchem Ausmaß ein Mangel an Folsäure für das Auftreten von psychiatrischen Störungen mitverantwortlich ist. Sicher ist aber, dass der Folsäure für die Gesundheit von Nerven und Psyche eine überaus wichtige Bedeutung zukommt.

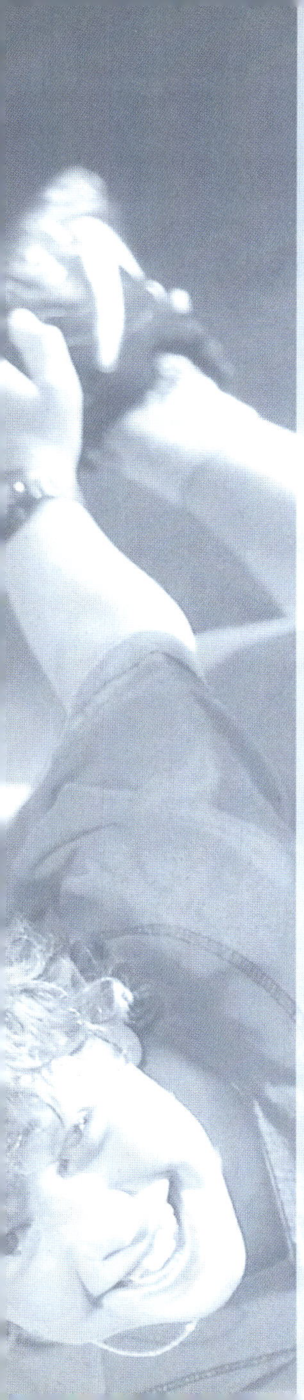

Folsäure – *der* entscheidende Faktor für Ihre Gesundheit

In diesem Buch wurden etliche Belege dafür angeführt, dass es möglich ist, durch Folsäure die Gesundheit radikal zu verbessern. Betrachtet man all diese Informationen und Fakten, dann ist es keine Übertreibung, wenn man von Folsäure als dem „Lebensvitamin“ spricht. In diesem Kapitel finden Sie Informationen, mit welcher Dosis Sie den größtmöglichen Nutzen erzielen, welche Quellen es für das Vitamin gibt und was Sie bei der Einnahme beachten sollten.

Es gibt unzählige medizinische Untersuchungen und Studien zum Thema Folsäure, deren Ergebnisse für die Allgemeinheit nicht zugänglich sind. Diese Informationen werden in medizinischen Fachzeitschriften veröffentlicht oder auf Ärztekongressen diskutiert. Die breite Bevölkerung erfährt davon aber wenig. Die für Laien häufig nur schwer verständliche medizinische Fachsprache ist ein weiteres Hindernis für die Verbreitung dieses Wissens. Aber nur wenn die Bevölkerung über Folsäuremangel und dessen Konsequenzen informiert ist, können die notwendigen Schritte eingeleitet werden, um diesen Missstand zu beenden. Dieses Buch, das die wichtigsten Erkenntnisse über Folsäure auf möglichst leicht verständliche Art und Weise zusammenfasst, soll dazu beitragen.

In den vorangegangenen Kapiteln wurden eindeutige Beweise dafür geliefert, dass Folsäure für unsere Gesundheit von extremer Wichtigkeit ist: Wenn eine werdende Mutter zu geringe Mengen des Vitamins aufnimmt, dann kann das zu gravierenden Behinderungen oder zum Tod des ungeborenen Kindes führen. Eine gute Versorgung mit Folsäure wirkt der Entstehung unterschiedlicher Formen von Krebs entgegen; insbesondere im Zusammenhang mit der Vorbeugung von Darmkrebs spielt das Vitamin eine entscheidende Rolle. Das Risiko für Herzinfarkt, Schlaganfall und andere Herz-Kreislauf-Erkrankungen nimmt mit einem erhöhten Homocysteinspiegel zu. Eine ausreichende Zufuhr an Folsäure senkt bewiesenermaßen den Homocysteinspiegel und damit auch das Risiko für diese Krankheitsgruppe. Darüber hinaus gibt es eine Reihe von Anhaltspunkten dafür, dass der Folsäure auch im Zusammenhang mit der Prophylaxe von anderen Krankheitsbildern – insbesondere von neurologischen und psychiatrischen Störungen – eine besondere Bedeutung zukommt.

Durch kein anderes Vitamin könnte so viel für die Gesundheit der Allgemeinheit getan werden

Kurz gefasst kann man sagen: Es wurden etliche Belege dafür angeführt, dass es möglich ist, durch Folsäure die Gesundheit radikal zu verbessern – kein anderes Vitamin fehlt uns aber auch so sehr.

Wie sich Folsäuremangel bemerkbar macht

Abgesehen von den schwerwiegenden und tödlichen Krankheiten von denen bisher die Rede war, kann sich ein Mangel an Folsäure auch wesentlich unspektakulärer äußern:

Info

Krankheitszeichen, die durch einen Folsäuremangel ausgelöst werden können, sind beispielsweise Müdigkeit, Unruhezustände, Angstgefühle, Gedächtnisschwäche, Entzündungen der Zunge und der Lippenschleimhaut oder vorzeitig ergrautes Haar. Ein typisches Anzeichen eines ausgeprägten Folsäuremangels ist eine makrozytär hyperchrome Anämie, die auch als megaloblastäre Anämie bekannt ist.

Die roten Blutkörperchen (Erythrozyten), die den Sauerstoff transportieren, sind dabei in der Zahl im Blut vermindert, erscheinen zu groß (makrozytär) und enthalten pro Zelle vermehrt Hämoglobin (hyperchrom). Wenn ein solches Blutbild festgestellt wird, ist es ziemlich wahrscheinlich, dass ein starker Folsäuremangel vorliegt. In seltenen Fällen kann die Ursache für eine hyperchrome Anämie auch ein Vitamin B_{12}-Mangel sein.
Diese zuletzt beschriebenen Anzeichen treten erst bei starkem Folsäuremangel auf. Ein leichter Folsäuremangel bleibt hingegen in der Regel unbemerkt. Und genau darin liegt eine große Gefahr, denn langfristig gesehen können auch leichte Mangelerscheinungen immense gesundheitliche Schäden verursachen.

Info

Um zu überprüfen, wie die eigene Folsäure-Versorgungslage aussieht, können Sie den Blut-Homocysteinspiegel bestimmen lassen. Ein hoher Homocysteinspiegel bedeutet: Sie brauchen unbedingt mehr Folsäure.

Die Bestimmung des Homocysteinspiegels kostet ca. 20 Euro. Immer mehr medizinische Labors bieten eine solche Untersuchung an. Ihre Krankenkasse wird wahrscheinlich die Kosten dafür übernehmen. Insbesondere für Risikogruppen, beispielsweise für Patienten, die bereits einen Schlaganfall hinter sich haben, kann eine solche Untersuchung lebensrettend sein; denn wenn ein stark erhöhter Homocysteinspiegel in einem solchen Fall nicht bemerkt und behandelt wird, dann ist ein weiterer Schlaganfall geradezu vorprogrammiert.
Es ist unverständlich, warum die Ermittlung des Homocystein-Wertes noch immer nicht zu den Standard-Untersuchungsmethoden gehört, insbesondere im Zusammenhang mit der Diagnose und Behandlung von Herz-Kreislauf-Erkrankungen – hoffentlich wird sich das in nächster Zeit ändern.

Welche Dosis ist optimal?

Zunächst kurz einige Anmerkungen zu den Einheiten, in denen die Folsäuremenge angegeben wird. Ein Milligramm (abgekürzt mg) ist der tausendste Teil eines Gramms. Ein Mikrogramm (abgekürzt µg) ist der tausendste Teil eines Milligramms, also der millionste Teil eines Gramms. Wichtig ist, bei allen Mengenangaben immer genau darauf zu achten, ob von mg oder von µg die Rede ist.

Info

Für Folsäure beträgt die mit Sicherheit unschädliche tägliche Dosis etwa 10 mg.

Wahrscheinlich ist auch die Einnahme einer höheren Menge unschädlich, denn überschüssige Folsäure wird wie die meisten wasserlöslichen Vitamine mit dem Urin ausgeschieden. Bei einer Überdosierung kann es in seltenen Fällen zu allergischen Reaktio-

nen kommen, die sich in Form von Hautausschlägen oder Juckreiz äußern. Zu weiteren vereinzelt vorkommenden Nebenwirkungen gehören erhöhte Reizbarkeit, Schlaflosigkeit oder Durchfall. Wird die Einnahme des Vitamins gestoppt oder die Dosis gesenkt, verschwinden diese Symptome schnell wieder. Wie gesagt können diese Nebenwirkungen erst bei einer sehr hohen Dosis auftreten, d. h. bei einer Einnahmemenge über 10 mg täglich.
Es gibt einige Medikamente, bei denen Wechselwirkungen mit Folsäure auftreten können. Bei Epileptikern ist Vorsicht geboten, wenn sie krampflösende Mittel einnehmen, die den Wirkstoff Phenytoin enthalten. Höhere Dosen des Vitamins (über 1 mg) können die Wirkung dieses Medikaments beeinträchtigen.

Die Deutsche Gesellschaft für Ernährung gibt folgende Empfehlungen für die Versorgung mit Folsäure: Kinder über 10 Jahren, Jugendliche und Erwachsene sollten täglich 400 µg Folsäure zu sich nehmen – Kinder unter 10 Jahren unter Berücksichtigung ihrer Körpergröße eine etwas geringere Menge.
Für Schwangere empfiehlt die DGE eine Dosis von 600 µg mit dem Hinweis, dass mit dieser erhöhten Folsäurezufuhr spätestens vier Wochen vor Beginn der Schwangerschaft begonnen werden sollte.

Diese von der DGE empfohlenen Mengen sind jedoch sehr zurückhaltend gewählt, denn betrachtet man die aktuellen wissenschaftlichen Erkenntnisse, kommt man klar zu dem Ergebnis, dass eine höhere Folsäuredosis wesentlich vorteilhafter sein kann.
Laut einer Pressemitteilung des Bundesinstituts für gesundheitlichen Verbraucherschutz, in der vor den fatalen Folgen einer Folsäureunterversorgung gewarnt wird, liegt die durchschnittliche tägliche Folsäureaufnahme in Deutschland bei nur ca. 200 µg. Das ist gerade mal die Hälfte des von der DGE empfohlenen Wertes. Diese Nachricht ist umso alarmierender, wenn man bedenkt, dass dieser Richtwert von 400 µg bereits sehr niedrig angesetzt ist.
Eine pauschale Versorgungsempfehlung, wie sie von der DGE gegeben wird, kann niemals berücksichtigen, dass es individuelle

Unterschiede zwischen den Menschen gibt, die dazu führen können, dass der Bedarf des Einzelnen wesentlich höher liegt. Es gibt – abgesehen von der Schwangerschaft – eine ganze Reihe von Voraussetzungen, unter denen eine größere Menge an Folsäure benötigt wird:

- Bei Essstörungen, Mangel- oder Fehlernährung und Magen-Darm-Erkrankungen ist eine zusätzliche Folsäurezufuhr notwendig.
- Bestimmte Arzneimittel führen zu einem Folsäureverlust im Körper, der durch zusätzliche Einnahme des Vitamins ausgeglichen werden muss. Zu diesen Medikamenten gehören beispielsweise die Anti-Baby-Pille, blutzuckersenkende Präparate und Antiepileptika.
- Raucher haben wahrscheinlich ebenfalls einen erhöhten Bedarf an Folsäure.
- Bereits bei geringem Alkoholkonsum scheint der menschliche Organismus mehr Folsäure zu benötigen (s. auch Kapitel über Krebserkrankungen).
- Ältere Menschen scheinen besonders viel Folsäure zu brauchen. Folsäuremangel ist in dieser Personengruppe noch stärker verbreitet als in der restlichen Bevölkerung. Ursache dafür könnte eine verminderte Fähigkeit zur Aufnahme des Vitamins sein, möglicherweise als Folge von Krankheiten oder der verstärkten Einnahme von Medikamenten in diesem Lebensabschnitt.

Wie hoch ist nun die ideale tägliche Menge an Folsäure? Im Zusammenhang mit dem Thema Homocystein hat sich gezeigt, dass eine tägliche Dosis von mindestens 800 µg Folsäure notwendig ist, um den maximal möglichen Effekt bei der Senkung des Homocysteinspiegels zu erzielen. Eine Senkung der Homocysteinkonzentration im Blut ist für jeden Menschen von größtem Vorteil, weil dadurch das Risiko für Herz-Kreislauf-Erkrankungen verringert wird. Über eine Dosis von 400 µg wird dieses Ziel nur unvollständig erreicht.

Info

Als Folsäure-Grundversorgung für die meisten Menschen scheint die tägliche Menge von 800–1000 µg (also 0,8–1 mg) eine gute Wahl zu sein. Dieser Wert sollte sowohl für gesunde, nicht risikobelastete Personen, als auch für Menschen, die zu den oben genannten Gruppen mit einem erhöhten Bedarf gehören, ausreichend sein.

Abgesehen von einer solchen Grundversorgung kann es Fallkonstellationen geben, in denen es angebracht ist, eine wesentlich höhere Menge an Folsäure einzunehmen:

Info

Für Frauen, die bereits eine Schwangerschaft mit Neuralrohrfehlbildung erlebt haben, sollte eine tägliche Folsäuredosis von etwa 5 mg pro Tag das Minimum sein, um sich auf eine weitere Schwangerschaft vorzubereiten, ebenso für Personen, die unter einer makrozytär hyperchromen Anämie leiden.
Im Zusammenhang mit der Behandlung einer Gebärmutterhalsdysplasie kann eine Dosis von 10-15 mg Folsäure täglich das Mittel der Wahl sein. Damit können möglicherweise auffällige Pap-Test-Werte wieder in einen normalen Bereich gebracht werden.
Wenn in der Familie bereits mehrere Fälle von Krebs, insbesondere von Darmkrebs, aufgetreten sind, dann ist das ein Hinweis für eine erbliche Veranlagung. In einem solchen Fall kann es eine wirksame Vorbeugungsmaßnahme sein, regelmäßig eine erhöhte Menge an Folsäure einzunehmen. Das Gleiche gilt für Herz-Kreislauf-Erkrankungen wie Schlaganfall und Herzinfarkt.

Wie sieht es mit Ihrem Bedarf an Folsäure aus? Gehören Sie zu einer der Gruppen, die eine besonders große Menge dieses Vitamins benötigen? Entscheiden Sie für sich selbst, welche Dosis Folsäure für Sie die richtige ist. Ab S. 64 erfahren Sie, auf welche Weise Sie Ihre Folsäureversorgung sicherstellen können.

Folsäure und Vitamin B_{12}-Mangel

Als eines der Hauptargumente gegen die Gabe von hohen Dosen an Folsäure wird von Skeptikern oft angeführt, dass die Einnahme von Folsäure einen Vitamin B_{12}-Mangel maskieren kann.
Vitamin B_{12}, das auch unter der Bezeichnung Cobalamin bekannt ist, wird durch Mikroorganismen (Bakterien und Pilze) gebildet und ist in erster Linie in tierischen Nahrungsmitteln enthalten. Dazu gehören auch Eier und Milch. Für Veganer, die bei ihrer Ernährung ganz auf diese Lebensmittel verzichten, besteht die Gefahr einer Unterversorgung mit diesem Vitamin. Ein weiterer Grund für die Entstehung eines Vitamin B_{12}-Mangels kann auch eine gestörte Aufnahmefähigkeit des Körpers für dieses Vitamin sein.
Sowohl ein schwerer Vitamin B_{12}-Mangel (der sehr selten auftritt) als auch ein Folsäuremangel haben ein gemeinsames typisches Symptom: eine so genannte makrozytär hyperchrome Anämie, auch megaloblastäre Anämie genannt. Bei dieser Störung kommt es, wie bereits erwähnt, zu einer Verringerung der Anzahl der roten Blutkörperchen und gleichzeitig zu einer Zunahme des Hämoglobingehalts jeder einzelnen Zelle. Ein solches Blutbild bietet oft die einzige Möglichkeit, einen Vitamin B_{12}-Mangel frühzeitig zu diagnostizieren und zu einem Zeitpunkt zu entdecken, zu dem der Körper noch nicht ernsthaft geschädigt ist. Ein länger andauernder Vitamin B_{12}-Mangelzustand kann im schlimmsten Fall zu irreparablen Nervenschädigungen führen. Auch wenn eine makrozytär hyperchrome Anämie in Folge eines Vitamin B_{12}-Mangels

vorliegt, hat die Einnahme von hohen Folsäuremengen (in der Größenordnung ab etwa 5 mg täglich) zur Folge, dass die Blutwerte wieder in den Normalbereich zurückkehren.
Ein wichtiger Hinweis auf einen Vitamin B_{12}-Mangel, die makrozytär hyperchrome Anämie, ist also durch die Gabe von hohen Dosen an Folsäure nicht mehr sichtbar. Eine Schädigung der Nerven wird jedoch durch die Einnahme von Folsäure nicht verhindert. Hier besteht durchaus eine ernstzunehmende Gefahr für die Gesundheit.
Die Behandlung eines Vitamin B_{12}-Mangels ist sehr einfach und besteht in der Einnahme eines Vitamin B_{12}-Präparates.

Info

Der denkbar simple Ausweg aus dem Dilemma, dass eine hochdosierte Folsäureeinnahme einen Vitamin B_{12}-Mangel verschleiern kann, liegt damit auf der Hand:
Vitamin B_{12} und Folsäure müssen zusammen eingenommen werden. Außerdem wird durch die Kombination der beiden Vitamine der größtmögliche Effekt bei der Senkung des Homocysteinspiegels erreicht.

Vitamin B_{12} ist wie gesagt fast nur in tierischen Produkten enthalten. Strenge Vegetarier sollten deshalb in jedem Fall auf ein entsprechendes Vitaminpräparat zurückgreifen:

Info

Nach den Angaben der Deutschen Gesellschaft für Ernährung wird für Jugendliche und Erwachsene die tägliche Menge von 3 µg Vitamin B_{12} empfohlen, für Schwangere und Stillende eine Dosis von 3,5 bzw. 4 µg.

Schädliche Eigenschaften von Vitamin B_{12} sind nicht bekannt, auch keine Wechselwirkungen mit irgendwelchen Medikamenten. Eine Überdosierung ist anscheinend nicht möglich. Die Einnahme einer Menge über 10 µg täglich scheint aber nicht sinnvoll zu sein.

Folsäureversorgung durch gesunde Ernährung

Niemand wird der Tatsache widersprechen, dass eine vernünftige und ausgewogene Ernährung eine sehr wichtige Grundvoraussetzung ist, um gesund zu bleiben und sich wohl zu fühlen. Eine gute Ernährung ist abwechslungsreich und wohlschmeckend. Dazu gehört viel frisches Obst und Gemüse, möglichst naturbelassene, wenig verarbeitete Produkte, wenig Weißmehl und Zucker, dafür öfter Vollkornprodukte. Fett sollte keinen zu großen Anteil an der Nahrung ausmachen und wenn möglich sollte es sich dabei vorwiegend um „wertvolle" Fette handeln. Diese Grundregeln sind allgemein bekannt.

Wird über eine solche gesunde Ernährung eine ausreichende tägliche Folsäurezufuhr sichergestellt? Um diese Frage beantworten zu können, muss man wissen, welche Lebensmittel es gibt, die reich an Folsäure sind, und wie hoch der Folsäuregehalt in diesen Lebensmitteln ist. In Tabelle 1 (s. Seite 66) sind einige Nahrungsmittel aufgelistet, die relativ viel Folsäure enthalten. Der Folsäuregehalt gilt jeweils für 100 g des jeweiligen Nahrungsmittels und ist in Mikrogramm (µg) angegeben. Gute Folsäurelieferanten sind beispielsweise verschiedene Blattgemüse wie Spinat oder Chinakohl. Die Leber unterschiedlicher Tiere enthält ebenfalls große Mengen des Vitamins. Das Nahrungsmittel mit dem höchsten Folsäuregehalt ist Hefe. Anhand dieser Daten kann man ausrechnen, welche Mengen der Lebensmittel verzehrt werden müssen, um den Bedarf an Folsäure zu decken.

Die Deutsche Gesellschaft für Ernährung empfiehlt für die meisten Erwachsenen eine regelmäßige Tagesdosis von 400 µg Folsäure. Um diese Menge zu erhalten, könnte man beispielsweise 294 Gramm Schweineleber essen oder 1 kg gekochten Spinat. Diese Zahlen zeigen, dass sehr große Mengen der jeweiligen Lebensmittel notwendig sind, um eine angemessene Folsäurezufuhr zu erreichen. Dazu kommt noch folgendes Problem:

Info

Folsäure ist sehr empfindlich gegen Licht, Sauerstoff und Hitze. Eine schonende Zubereitung des Essens ist daher entscheidend, wenn ein Großteil der Folsäure nicht schon von vornherein zerstört werden soll. Nach dem Kochen von Speisen bleibt oft nur noch ein Anteil von 10% des Vitamins übrig.

Frische, rohe Produkte liefern die meiste Folsäure. Schon nach drei Tagen enthält Gemüse, das bei Zimmertemperatur aufbewahrt wird, nur noch ein Drittel der ursprünglichen Folsäuremenge. Besonders verhängnisvoll ist es, wenn Nahrungsmittel über längere Zeit warmgehalten werden. Auf diese Art und Weise wird ein erheblicher Teil der Vitamine – insbesondere die Folsäure –

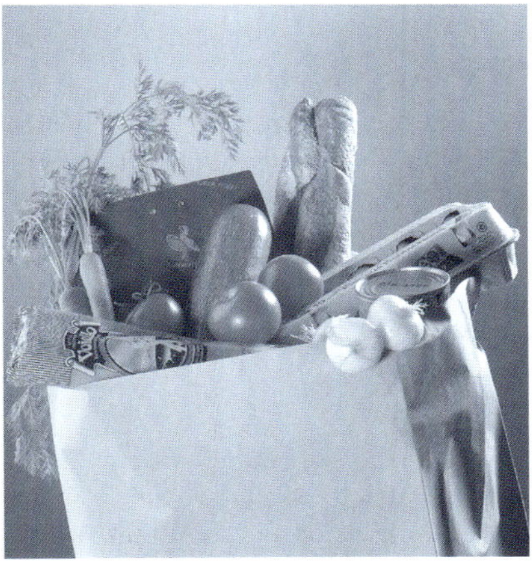

Frische Produkte enthalten deutlich mehr Folsäure

Tabelle 1: Folsäuregehalt unterschiedlicher Nahrungsmittel, bezogen auf jeweils 100 g des Nahrungsmittels

Nahrungsmittel	Folsäuregehalt
Bierhefe, getrocknet	3 170 µg
Bäckerhefe	1 200 µg
Weizenkeime	520 µg
Hühnerleber	380 µg
Schweineleber	136 µg
Eigelb	130 µg
Petersilie	116 µg
Kresse	110 µg
Sonnenblumenkerne	100 µg
Haferflocken	87 µg
Chinakohl	83 µg
Blattspinat, frisch	78 µg
Eisbergsalat	53 µg
Mohn, gemahlen	51 µg
Spargel, gekocht	43 µg
Spinat, gekocht	40 µg
Tomaten	39 µg
Brombeeren	34 µg
Blumenkohl, gekocht	27 µg
Orangen	24 µg
Salatgurken	20 µg
Erbsen, gekocht	19 µg

Tabelle 2: Mengen unterschiedlicher Nahrungsmittel, die 400 µg Folsäure enthalten

Nahrungsmittel	benötigte Menge
Bierhefe, getrocknet	13 g
Bäckerhefe	33 g
Weizenkeime	77 g
Hühnerleber	105 g
Schweineleber	294 g
Eigelb	308 g
Petersilie	345 g
Kresse	364 g
Sonnenblumenkerne	400 g
Haferflocken	460 g
Chinakohl	482 g
Blattspinat, frisch	513 g
Eisbergsalat	755 g
Mohn, gemahlen	784 g
Spargel, gekocht	930 g
Spinat, gekocht	1000 g
Tomaten	1026 g
Brombeeren	1176 g
Blumenkohl, gekocht	1481 g
Orangen	1667 g
Salatgurken	2000 g
Erbsen, gekocht	2105 g

vernichtet. Sogar durch ein zu gründliches Abspülen oder Wässern von Salat und Gemüse geht ein Großteil der Folsäure verloren, da das Vitamin sehr wasserlöslich ist. Konservengemüse ist in der Regel sehr folsäurearm. Während beispielsweise 100 g frische Karotten 28 µg Folsäure enthalten, stehen in der gleichen Menge Konservenkarotten nur noch 2 µg zur Verfügung.

Zusätzliche Versorgung mit synthetischer Folsäure

Info

„Folsäure" ist ein Sammelbegriff für eine ganze Gruppe von Substanzen, zu denen rund 100 chemische Verbindungen mit gleichem Grundgerüst gehören. Diese Verbindungen werden auch Folate genannt.

Unterschieden werden muss dabei insbesondere zwischen Monoglutamat- und Polyglutamat-Formen. Letztere werden wesentlich schlechter vom Körper aufgenommen, während Monoglutamate fast vollständig verwertet werden können. In Folsäurepräparaten liegt Folsäure in der wertvollen leicht aufnehmbaren Monoglutamat-Form vor. Natürliche – insbesondere pflanzliche – Lebensmittel enthalten überwiegend die nur schwer verwertbaren Polyglutamat-Formen. Ausgerechnet Hefe, das folsäurereichste Lebensmittel, enthält nahezu ausschließlich Folsäure in dieser ungünstigeren Form. Der Begriff Folatäquivalent wurde eingeführt, um dieser unterschiedlichen Verwertbarkeit Rechnung zu tragen. Die neue Definition der Deutschen Gesellschaft für Ernährung lautet folgendermaßen:

Info

1 µg Folat-Äquivalent entspricht 1 µg Nahrungsfolat oder 0,5 µg synthetischer Folsäure. Das bedeutet, dass die synthetische Folsäure als doppelt so wertvoll eingestuft wird, wie die Folsäure, die in natürlicher Form in Nahrungsmitteln vorkommt.

Wie im letzten Kapitel beschrieben, handelt es sich bei einer Folsäuremenge von 400 µg um einen recht niedrig angesetzten Richtwert. Wie bereits erwähnt, ist die doppelte Dosis des Vitamins wesentlich wirkungsvoller, wenn es beispielsweise darum geht, den Homocysteinspiegel im Blut zu senken. Um eine Zufuhr in dieser Größenordnung zu erreichen, müsste also auch die doppelte Menge der folsäurehaltigen Lebensmittel verzehrt werden.
Aus diesen Fakten lässt sich schlussfolgern, dass es nahezu unmöglich ist, über die normale Ernährung sicherzustellen, dass der Bedarf an Folsäure ausreichend – geschweige denn in optimaler Weise – gedeckt wird. Selbst bei einer extrem gesundheitsbewussten Ernährung ist das ausgesprochen schwierig. Wenn es schon für einen Gesundheitsfanatiker kaum möglich ist, für eine ausreichende Versorgung mit Folsäure zu sorgen, was ist dann mit den Menschen, die sich am liebsten von Tiefkühlpizza, Kartoffelchips und Coca Cola ernähren?
Nach Einschätzung der Deutschen Gesellschaft für Ernährung sind etwa 75 % der Menschen in Deutschland mit Folsäure unterversorgt. Das heisst, diese Menschen erhalten täglich deutlich weniger als 400 µg des Vitamins. Wie im vorangegangenen Kapitel erläutert, kann eine tägliche Dosis in der doppelten Höhe sehr viel mehr dazu beitragen, gesundheitliche Risiken zu vermindern. Unter dieser Voraussetzung muss davon ausgegangen werden, dass mindestens 95% der Bevölkerung von einer erhöhten Folsäurezufuhr profitieren könnten.

Dass Folsäuremangel fatale Folgen für die menschliche Gesundheit hat, steht außer Frage. In den vorangegangenen Kapiteln wurden dafür etliche Beweise geliefert. Gleichzeitig ist es so gut wie ausgeschlossen, über die tägliche Nahrung genug Folsäure aufzunehmen. Welche Alternativen gibt es aber dann, um eine ausreichende Versorgung mit dem Vitamin sicherzustellen?

Mit Folsäure angereicherte Lebensmittel

Eine Lösungsmöglichkeit, die sich anbietet, ist der regelmäßige Verzehr von Lebensmitteln, die mit Folsäure angereichert sind. In diesem Fall kann die Folsäure besonders gut aufgenommen werden – in der Regel besser als natürliche Vitamine aus Nahrungsmitteln. Der Grund dafür ist, dass sie in der vom Körper leicht verwertbaren Monoglutamat-Form vorliegt. Eine ganze Reihe von Produkten, denen das Vitamin in unterschiedlicher Menge zugesetzt ist, sind in den Regalen der Supermärkte zu finden. Viele Frühstückscerealien (Cornflakes, Müslis usw.) enthalten beispielsweise zusätzlich Folsäure. Einer großen Zahl von Fruchtsäften ist ebenfalls Folsäure zugesetzt.

Angereichertes Speisesalz hat sich bei der Verhütung von Schilddrüsenerkrankungen (durch Jod) und zum Schutz der Zähne (durch Fluorid) bewährt. Seit Herbst 2002 ist ein Salz auf dem Markt, das zusätzlich zu diesen Stoffen auch Folsäure enthält (das Bad Reichenhaller MarkenJodSalz mit Fluorid plus Folsäure). Zwei Gramm des Salzes – die Menge, die üblicherweise täglich pro Person im Haushalt verwendet wird – liefern eine Folsäuremenge von 200 µg.

Ab Herbst 2003 wird in vielen Bäckereien ein Brot angeboten werden, das besonders viel Folsäure enthält (das Omega-3-Brot mit dem Folwert-Keimling). Durch folsäurereiche Weizenkeime und Hefe enthält es einen Anteil von 100 µg Folsäure pro 100 g Brot. Eine konsequente und flächendeckende Verbreitung von Brot, das reich an Folsäure ist, könnte dazu beitragen, die Grundversorgung mit dem Vitamin für weite Teile der Bevölkerung erheblich zu verbessern.

Einnahme von Vitaminpräparaten

Die Einnahme von Vitaminpräparaten sollte keineswegs als Ersatz für eine gesunde Ernährung betrachtet werden, sondern als eine notwendige Ergänzung.

Eine weitere Möglichkeit, für eine optimale Folsäurezufuhr zu sorgen, ist die Einnahme von Vitaminpräparaten.

Über Vitaminpräparate ist es sehr leicht möglich, den Folsäurebedarf zu decken. Beobachtungen zeigen, dass Vitamine in dieser Form (ebenfalls als Monoglutamat) hervorragend vom Körper aufgenommen werden. Ein weiterer Vorteil dieser Art der Versorgung ist, dass die Dosierung je nach individuellem Bedürfnis genau festgelegt werden kann. In jeder Apotheke sind verschiedene Vitaminpräparate zu bekommen, die unterschiedliche Mengen an Folsäure enthalten. Inzwischen stehen verschiedene Mittel zur Verfügung, die auch einen höheren Anteil in der Größenordnung von 1–5 mg Folsäure pro Tablette enthalten. Aktuelle Informationen zu Produkten unterschiedlicher Hersteller sind im Internet unter der Adresse www.f-faktor.de zu finden.

Empfehlenswert ist, wie im vorigen Kapitel beschrieben, die gemeinsame Einnahme von Folsäure und Vitamin B_{12}. Ein Kombinationspräparat, das beide Vitamine enthält, ist meistens preislich günstiger als zwei getrennte Packungen. Abgesehen davon ist es bequemer, jeden Tag nur eine anstelle von zwei Tabletten einzunehmen. Für ungefähr 15 Euro erhalten Sie bereits eine 100-Stück-Packung eines gut dosierten Folsäure-/Vitamin B_{12}-Präparats. Diese Menge reicht für gut drei Monate und bedeutet tägliche Kosten von lediglich 15 Cent. Für diesen Betrag senken Sie Ihr Risiko für eine ganze Reihe von Erkrankungen beträchtlich. Eine einfachere und wirkungsvollere Möglichkeit, etwas für Ihre Gesundheit zu tun, gibt es wahrscheinlich nicht.

Gesundheitspolitik und Aufklärung

Es hat fatale Folgen für die Gesundheit, wenn der menschliche Organismus nicht ausreichend mit Folsäure versorgt wird. Gleichzeitig ist Folsäuremangel in der Bevölkerung extrem weit verbreitet. Dieser Zustand bedeutet eine erhebliche Gefahr für die Allgemeinheit. Ziel muss es sein, die Versorgung der Menschen mit Folsäure zu verbessern. Dann ist es möglich, viele Babys vor schweren Missbildungen zu bewahren und unzählige Fälle von Krebs, Schlaganfall, Herzinfarkt und anderen ernsten Erkrankungen zu verhindern.

Die US Food and Drug Administration (FDA), die amerikanische Behörde, die für die Zulassung von Lebensmitteln und Medikamenten zuständig ist, genehmigte 1996 die Anreicherung von Getreideprodukten mit Folsäure. Seit 1998 ist diese Maßnahme in den USA zwingend vorgeschrieben. Pro 100 g Mehl wird seitdem die Menge von 140 µg Folsäure hinzugefügt. Primäres Ziel der Zugabe des Vitamins ist, die Zahl von Neuralrohrdefekten zu vermindern. Beobachtungen zeigen, dass die Zahl dieser Erkrankungen seit der Einführung der Mehlanreicherung bereits um etwa 20% zurückgegangen ist.

Andere Länder, wie Kanada, Ungarn oder Chile, haben eine obligatorische Mehlanreicherung ebenfalls vor einigen Jahren eingeführt. In Chile liegt die Dosis bei 220 µg pro 100 g Mehl. Weil dort außerdem der Pro-Kopf-Verbrauch von Mehl höher liegt als in den USA, steht den Menschen in Chile eine wesentlich größere Menge an Folsäure zur Verfügung. In Australien und Neuseeland wird eine Anreicherung des Mehls mit Folsäure von den Behörden unterstützt, findet aber auf freiwilliger Basis statt.

Inwieweit der Verbraucher von dieser Maßnahme profitiert, hängt natürlich stark davon ab, wie die Ernährung aussieht. Menschen, bei denen Brot und andere Lebensmittel, die Mehl enthalten, nur selten auf dem Speiseplan stehen, erhalten sicherlich nicht die erwünschte Menge an Folsäure. Insbesondere für Frauen mit Kinderwunsch ist selbst unter der Bedingung, dass Getreideprodukte mit Vitaminen angereichert werden, eine zusätzliche Folsäurezufuhr notwendig.

Info

Auch wenn durch eine Anreicherung von Lebensmitteln das Problem des Folsäuremangels nicht vollständig gelöst werden kann, wird doch ein entscheidender Schritt zur Entschärfung dieses Problems getan.

In Deutschland wird Mehl derzeit nicht grundsätzlich mit Folsäure angereichert. Gesetzliche Hürden stehen dem im Wege. Außerdem ist das Bewusstsein für die enorme Bedeutung des Vitamins anscheinend noch nicht vorhanden. Ein Zusatz von Folsäure (evtl. zusammen mit Vitamin B_{12}) zu allen Mehltypen wäre auch in Deutschland eine ausgesprochen effiziente, sichere und billige Möglichkeit, die Gesundheit der Allgemeinheit zu fördern.

Aufklärung ist ein wichtiger Aspekt, wenn es darum geht, die Versorgung der Bevölkerung mit Folsäure zu verbessern. Es ist dringend notwendig, etwas gegen das folgenschwere Informationsdefizit im Zusammenhang mit diesem Vitamin zu tun. Eine wichtige Zielgruppe einer Aufklärungskampagne sind Ärzte und Apotheker. Erschreckenderweise herrscht selbst unter diesen Gesundheitsexperten große Unwissenheit über Folsäure und Homocystein. Politische Entscheidungsträger müssen ebenfalls von den Gefahren des weit verbreiteten Folsäuremangels überzeugt werden. Nur dann können die Weichen für eine Anreicherung von Lebensmitteln und für andere notwendige Maßnahmen gestellt werden. Letztendlich muss es das Ziel sein, dass in der Allgemeinheit ein Bewusstsein für die Gefahren einer mangelhaften Folsäureversorgung entsteht. Sowohl die Medien als auch die Schulen könnten ihren Teil dazu leisten.

In Österreich hat der Tiroler Apothekerverband durch eine einfache wie geniale Idee gezeigt, wie effiziente Aufklärung aussehen kann. Im Frühjahr 2002 wurde eine Initiative gestartet, deren Ziel es ist, Frauen, die sich ein Kind wünschen, über die Notwendigkeit der rechtzeitigen Einnahme von Folsäure zu informieren. Die Tiroler Apotheker sind seitdem dazu aufgerufen, einen Aufkleber auf allen Schachteln mit Anti-Baby-Pillen anzubringen, auf dem der Text steht: „Bei Kinderwunsch: Sofort Folsäure!“ Frauen, die fast täglich die Packung der Anti-Baby-Pille zur Hand nehmen, werden so immer wieder auf das Thema aufmerksam gemacht. Ein erstes Ergebnis dieser Aktion ist, dass es in Tiroler Apotheken unzählige Nachfragen zum Thema Folsäure gibt. An die Pharmaindustrie richtet der Apothekerverband den Wunsch, zukünftig direkt einen entsprechenden Hinweis auf den Packungen anzubringen.
Die Spina Bifida Association of America, eine Organisation, deren Ziel es ist, Maßnahmen zur Verhinderung von Neuralrohrdefekten zu fördern, hat eine Reihe von Aufklärungskampagnen gestartet. Eine dieser Kampagnen unter der Überschrift „Create a BUZZ!“, was sinngemäß soviel bedeutet wie „Sorge dafür, dass es sich herumspricht!“, läuft nach dem Prinzip der Mund-zu-Mund-Propaganda ab. Mit dieser Kampagne werden Menschen dazu aufgerufen, ihren Freunden, Familienangehörigen und Kollegen bei der nächsten Begegnung etwas über die Gefahren von Folsäuremangel für das ungeborene Kind zu erzählen und sie zu bitten, diese Informationen an möglichst viele andere weiterzugeben.

Sie haben nun einen Überblick bekommen, welche Folgen Folsäuremangel hat. Darüber hinaus haben Sie gesehen, dass eine erhöhte Zufuhr auch für Menschen, die nicht direkt unter einem Mangel leiden, von großem gesundheitlichem Nutzen sein kann. Durch eine ausreichende Versorgung der Allgemeinheit mit Folsäure könnten sehr viele Menschen vor schlimmen Krankheiten bewahrt werden. Das Wissen über diese Substanz bietet die einzigartige Chance, die Gesundheit der Bevölkerung deutlich zu verbessern und – das ist keine Übertreibung – tausende von Menschenleben zu retten.

Info

Geben Sie daher Ihr Wissen über Folsäure weiter! Erzählen Sie den Menschen, die Sie kennen, von der enormen Bedeutung dieses Vitamins! Sie können mithelfen, etwas gegen den katastrophalen Folsäuremangel, der in der Bevölkerung herrscht, zu unternehmen. Vielleicht werden Sie dadurch jemanden davor bewahren, schwer krank zu werden – oder sogar ein Menschenleben retten!

Nachbemerkung: Zur Kostenexplosion im Gesundheitswesen

Allen Sparbemühungen zum Trotz wird das Gesundheitswesen teurer und teurer. Die Kosten der Krankenversicherung haben sich in den vergangenen 15 Jahren mehr als verdoppelt. Die Gesamtkosten aller Gesundheitsausgaben lagen 2001 laut statistischem Bundesamt bei über 200 Milliarden Euro – Tendenz: weiter steigend. An der Spitze der aufwändigen Krankheiten stehen dabei Herz-Kreislauf-Erkrankungen gefolgt von Krebs und Alzheimer. Für die Therapie von Herz-Kreislauf-Erkrankungen wird rund ein Drittel der Gesamtkosten im Gesundheitswesen aufgewendet. Dies erstaunt nicht, wenn man die teuren Apparate in der Intensivpflege, die kostspieligen Herzoperationen, die langen Krankenhausaufenthalte sowie die oft mehrere Wochen dauernden Rehabilitationsmaßnahmen zusammenrechnet. Durch die Alzheimer-Krankheit entstehen deswegen so hohe Kosten, weil die Aufwendungen für Betreuung und Pflege im Zusammenhang mit der Erkrankung so erheblich sind.

Eine große Herausforderung für das Gesundheitssystem in den kommenden Jahrzehnten ist der demographische Wandel: Die Zahl der alten Menschen erhöht sich von Jahr zu Jahr erheblich. Gibt es heute in Deutschland etwa drei Millionen über 80-Jährige, werden es 2020 schon fünf Millionen sein. Die drei genannten Krankheitsgruppen betreffen zum weit überwiegenden Teil ältere Menschen. Das bedeutet, die Summe der Behandlungskosten wird weiter rapide ansteigen.

Warum nutzen wir nicht die Chancen, diese Krankheiten durch vorbeugende Maßnahmen zu verhindern? Ein ausgesprochen wirksamer und dabei extrem kostengünstiger Weg ist die Prophylaxe mit Folsäure. Wenn es möglich ist, die Folsäureversorgung der Allgemeinheit zu verbessern, dann würde sich die Zahl der Herz-Kreislauf-Erkrankungen in drastischem Ausmaße verringern. Viele Fälle von Krebs könnten vermieden werden. Die Zahl der Alzheimer-Erkrankungen würde möglicherweise ebenfalls spürbar zurückgehen. Die Folge davon wären Einsparungen im Gesundheitswesen in Höhe von etlichen Milliarden Euro. Eine einfachere Methode, die Krankenkassen und ihre Mitglieder finanziell zu entlasten, ist kaum vorstellbar.

Es bleibt zu hoffen, dass bei Gesundheitspolitikern und Verantwortlichen der Krankenkassen bald ein Umdenken stattfindet. Das Ergebnis wäre eine gesündere Bevölkerung und damit gewaltige Einsparungen bei den Gesundheitsausgaben.

Quellen

1 R.W. Smithells, S. Sheppard, C.J. Schorah: Vitamin deficiencies and neural tube defects. Archives of Disease in Childhood (Arch Dis Child) Dezember 1976, Seiten 944–950.

2 A.E. Czeizel, I. Dudas: Prevention of the first occurrence of neural-tube defects by periconceptional vitamin supplementation. New England Journal of Medicine (N Eng J Med) Dezember 1992, Seiten 1832–1835.

3 R.J. Berry, Z. Li et al.: Prevention of neural-tube defects with folic acid in China. New England Journal of Medicine (New Engl J Med) November 1999, Seiten 1485–1490.

4 M. Tolarova, J. Harris: Reduced recurrence of orofacial clefts after periconceptional supplementation with high-dose folic acid and multivitamins. Teratology Februar 1995, Seiten 71–78.

5 E. Giovannucci, M.J. Stampfer et al.: Multivitamin use, folate, and colon cancer in women in the Nurses' Health Study. Annals of Internal Medicine (Ann Intern Med) Oktober 1998, Seiten 517–24.

6 N. Whitehead, F. Reyner, J. Lindenbaum: Megaloblastic changes in the epithelium. Journal of the American Medical Association (JAMA) Dezember 1973, Seiten 1421–1424.

7 C. E. Butterworth, K.D. Hatch et al.: Improvement in cervical dysplasia associated with folic acid therapy in users of oral contraceptives. American Journal of Clinical Nutrition (Am J Clin Nutr) 35 1982, Seiten 73–82.

8 C.E. Butterworth, K.D. Hatch et al.: Oral folic acid supplementation for cervical dysplasia: A clinical intervention trial. American Journal of Obstetrics and Gynecology (Am J Obstet Gynecol) März 1992, Seiten 803–809.

9 R.S. McPherson: Nutritional factors and the risk of cervical dysplasia (Zusammenfassung). Dissertation Abstracts International 1990 51(4), Seite 1769.

10 S. MacDonald Baker: Folic Acid – The vital nutrient that fights birth defects, cancer and heart disease. Keats Publishing, Inc. New Canaan, Connecticut. 1995

11 T.A. Sellers, L.H. Kushi et al.: Dietary folate intake, alcohol, and risk of breast cancer in a prospective study of postmenopausal women. Epidemiology Juli 2001, Seiten 420–428.

12 M. Saito, H. Kato et al.: Chemoprevention effects on bronchial squamous metaplasia by folate and vitamin B_{12} in heavy smokers. Chest August 1994, Seiten 496–499.

13 K. S. McCully: Vascular pathology of homocysteinemia: implications for the pathogenesis of arteriosclerosis. American Journal of Pathology (AM J Path) Juli 1969, Seiten 111–28.

14 M.J. Stampfer, M.R. Malinow: A prospective study of plasma homocyst(e)ine and risk of myocardial infarction in US physicians. Journal of the American Medical Association (JAMA) August 1992, Seiten 877–881.

15 M.L. Bots, L.J. Launer et al.: Homocysteine and short-term risk of myocardial infarction and stroke in the elderly: the Rotterdam Study. Archives of Internal Medicine (Arch Intern Med) Januar 1999, Seiten 38–44.

16 M. den Heijer et al.: Vitamin supplementation reduces blood homocysteine levels: a controlled trial in patients with venous thrombosis and healthy volunteers. Arteriosclerosis, Thrombosis and Vascular Biology (Arterioscler Thromb Vasc Biol) 18 1998, Seiten 356–361.

17 D. S. Wald et al.: Randomized trial of folic acid supplementation and serum Homocysteine levels. Archives of Internal Medicine (Arch intern med) März 2001, Seiten 695–700.

18 I. Kruman, T.S. Kumaravel et al.: Folic Acid Deficiency and Homocysteine Impair DNA Repair in Hippocampal Neurons and Sensitize Them to Amyloid Toxicity in Experimental Models of Alzheimer's Disease. Journal of Neuroscience (J Neurosci) März 1 2002, Seiten 1752–1762.

19 S. Seshadri et al.: Plasma homocysteine as a risk factor for dementia and Alzheimer's disease. The New England Journal of Medicine (N Engl J Med) Februar 2002, Seiten 476–483

20 D.W. Wenzhen, W. Ladenheim et al.: Dietary folate deficiency and elevated homocysteine levels endanger dopaminergic neurons in models of Parkinson's disease. Journal of Neurochemistry (J neurochem) Januar 2002, Seiten 101–110.

Info

Aktuelle Informationen über Folsäure und Folsäuremangel erhalten Sie im Internet unter: **www.f-faktor.de**

Register